GUÍA DE SUPERVIVENCIA PARA CUIDADORES DE PERSONAS CON DEMENCIA

PLAN DE 11 PASOS PARA COMPRENDER LA ENFERMEDAD Y CÓMO AFRONTAR LOS DESAFÍOS FINANCIEROS, LA AGRESIÓN DEL PACIENTE Y LA DEPRESIÓN SIN SENTIR CULPA, AGOTAMIENTO, O DESGASTE

JANET G. CRUZ

Para solicitudes de permisos, consultas de oratoria y opciones de compra de pedidos al por mayor, envíe un correo electrónico a: publishing@uconcept.com.

ISBN: 978-1-960188-04-5 | E-book

ISBN: 978-1-960188-03-8 | Pasta Blanda (Paperback)

ISBN: 978-1-960188-05-2 | Pasta Dura (Hardcover)

Publicado por Unlimited Concepts, Coconut Creek, Florida. www.publishing.uconcept.com

Libro, edición y diseño de portada por UConceptDesigns.com

Publicado en los Estados Unidos de América.

DEDICATORIA

Dedico este libro a mi querida familia.

A mi hijo, Andrés. *No hay palabras que puedan describir lo mucho que te quiero. Tú has sido mi roca durante todos estos años sin tu padre. Te he visto crecer y convertirte en un hombre responsable, amable y amoroso. Estoy muy orgullosa de ti.*

A mi querido esposo, Ray. *Eres y serás el amor de mi vida. Te admiré aún más a través de los momentos difíciles que pasaste con cáncer. Me enseñaste lo que significa sufrir en silencio sin perder la esperanza. Fuiste un padre dedicado quien pasó cada segundo creando recuerdos que formaron a nuestro hijo en un ser humano tan maravilloso. Siempre te amaré ...hasta que nos volvamos a ver...*

A mi querida madre, Norma. *Quien partió demasiado temprano en su vida. Eres un ejemplo de paciencia, de amor y de fe en el Señor, y cargaste tu cruz en silencio y humildad. Me has* *enseñado sin palabras cómo ser la esposa y madre que soy hoy; y por eso, siempre te estaré agradecida. Siempre te extrañaré... hasta que nos volvamos a ver...*

A mi padre, Carlos Enrique. *Estamos en desacuerdo sobre muchas cosas sobre la vida, pero eso no define el vínculo que sentimos. Como un fenicio, nuestro amor brota de las cenizas calientes. Un vínculo que no tiene letras, palabras ni vínculos - no importa lo que discutimos, este amor nunca morirá. Te amo con todo mi corazón.*

Para mi hermano, José Gilberto. *Tú y yo tenemos un vínculo especial, tan unidos como dos hermanos podrían ser. Nos reímos, jugamos y a veces estamos en desacuerdo, pero el vínculo entre nosotros nunca parecía romperse. Te amo mucho y siempre serás mi verdadero sostén.*

A mi hermano Carlos José. *El mayor de los tres. Tú también partiste demasiado pronto. Siempre te amaré y te echaré de menos... hasta que nos volvamos a ver...*

CONTENIDO

Prefacio 13
Introducción 19

1. COMPRENSIÓN DE LA DEMENCIA 27
¿Qué es Demencia? 28
¿Qué Causa Demencia? 29
¿Es La Demencia Una Condición Genética? 33
Envejecimiento Normal vs. Demencia 34
Signos Anticipados de la Demencia 39
La Importancia y los Beneficios de un Diagnóstico Temprano de Demencia 40
¿Se Puede Prevenir la Demencia? 42
¿Cuáles Son los Factores del Riesgo de Demencia? 42
¿Cómo Reducir el Riesgo de Demencia? 44

2. TIPOS DE DEMENCIA 47
Enfermedad de Alzheimer 48
Demencia Vascular Isquémica (DVI) 50
Demencia con Cuerpos de Lewy (DCL) 51
Enfermedad de Parkinson 54
Enfermedad de Huntington 55
Enfermedad de Creutzfeldt-Jakob (ECJ) 57
Demencia Frontotemporal (DFT) 59
Hidrocefalia con Presión Normal (HPN) 60
Síndrome de Wernicke-Korsakoff 61
Demencia Mixta 62

3. LAS 7 FASES DE LA DEMENCIA 65
Fase 1: Ausencia de Deterioro Cognitivo 67
Fase 2: Deterioro de la Memoria Asociado con la Edad 68

Fase 3: Demencia Temprana o de Deterioro Cognitivo Leve 70
Fase 4: Demencia Leve 72
Fase 5: Demencia Moderada 74
Fase 6: Demencia Moderadamente Severa 76
Fase 7: Demencia Severa o Avanzada 78

4. TRATAMIENTOS DISPONIBLES PARA LA DEMENCIA 81
Medicamentos para la Demencia 83
Medicamentos para Alzheimer que Retrasan la Progresión de la Enfermedad 84
Medicamentos para Alzheimer que Mitigan los Síntomas de Demencia Cognitiva 85
Tratamientos para la Demencia 87
Remedios de Estilo de Vida para la Demencia 92

5. COMPRENDIENDO LA PERSPECTIVA DEL PACIENTE 97
Cambios de Personalidad 98
¿Por qué los Pacientes Demenciales Son Diferentes de "Su Viejo Yo"? 99
Cambios en el Comportamiento de Pacientes Demenciales 103
Comportamientos Repetitivos 104
La Combatividad 105
Explosiones y Reacciones Exageradas 106
Pérdida de Inhibiciones Personales 106
Cambios Cognitivos y Motores 107
Vivir de Forma Independiente o Asistida 111
¿Puede Tu Ser Querido Vivir a Solas con Demencia? 112
¿Puede Tu Ser Amado Seguir Conduciendo con Demencia? 115
¿Puede Tu Ser Amado Manejar Aun Sus Finanzas con Demencia? 117
¿Puede Tu Ser Amado Seguir Trabajando Después del Diagnóstico de Demencia? 118

6. LA PERSPECTIVA Y EL ROL DEL CUIDADOR 121
Impacto del Diagnóstico de Demencia en un Ser Querido Para Toda la Familia 123
El Rol del Cuidador 124
Riesgos Para los Cuidadores de Personas Demenciales 126
Las Carga Física del Cuidador del Paciente Demencial 126
La Carga Emocional del Cuidador 134
Cómo Hacer Frente y Cuidar de Ti Mismo y de Tu Ser Querido 139
Conectarse con Grupos de Apoyo Adecuados 142
Concéntrate en Tu Salud Personal 143
Abrazando el Sentido de Propósito en Tu Jornada de Cuidador 144

7. PLAN DE ACCIÓN 147
Consejos para Lidiar con la Negación 149
Consejos para Mantener el Control 153
Consejos de Prevención del Estrés del Cuidador y el Abuso al Paciente 156
Consejos para Comprometerse con Compasión 161
Consejos para Crear un Entorno Doméstico más Saludable 163
¿Cómo Evitar que Tu Ser Querido Deambule y Se Pierda? 165
Consejos para Liarte con Tu Familia 166
Consejos para Encontrar las Actividades Adecuadas para Tu Ser Querido 168

8. OBTENER AYUDA / RECURSOS 175
Obtener Ayuda para Ti Mismo Como Cuidador Principal 176
Adopción del Cuidado de Relevo para el Alivio Temporal de los Deberes de Cuidado 179
Crea Tu Propio Grupo de Apoyo 182
Obtener Ayuda para Tu Ser Querido Demencial 184

Obtén Ayuda para el Deterioro de la Memoria de Tu Ser Querido 186
Emplear Servicios Profesionales 189

Conclusión 195
Sobre La Autora 203
Bibliografía 205

“Sólo hay cuatro tipos de personas en el mundo. Los que han sido cuidadores, los que actualmente son cuidadores. Aquellos quienes serán cuidadores, y los que necesitarán de un cuidador.”

— Rosalyn Carter

PREFACIO

Por Jose G. Garcia, MD

En la "Guía de Supervivencia para Cuidadores de Personas con Demencia", el lector encontrará toda la información necesaria para educar y equipar a un cuidador de personas con demencia sobre cómo hacer frente a la tarea muy frecuentemente intimidante, de cuidar a un paciente demencial.

El libro es muy útil, en particular, para quien no se encuentra en la profesión médica y que de repente se encuentra que tiene que cuidar a un ser querido cuyas capacidades intelectuales y cognitivas se han estado deteriorando y necesitan la ayuda de otros para sus actividades de la vida diaria.

Es típicamente una situación que implica tomar decisiones desafiantes y a menudo requiere hacer cambios de estilo de vida y ajustes, tanto para el paciente como para el cuidador.

A través de esta guía, el lector descubrirá con gusto que él o ella no está solo(a) y que el libro cuenta con una cantidad significativa de buenos consejos y ayuda disponible para hacer que la situación sea menos abrumadora, e incluso hacer que el esfuerzo de cuidar a un ser querido sea una actividad gratificante.

Lo recomiendo altamente.

Jose G. Garcia, MD

Presidente y fundador de Rheumatology Center, Inc.

Práctica Privada de Reumatología establecida en Pembroke Pines, Florida, desde el 1996.

Solo para Ti!

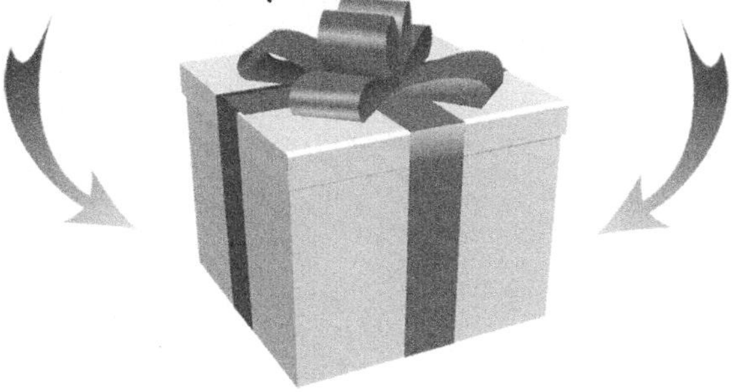

Regalo Para el Lector

¡30 plantillas imprimibles listas para descargar y comenzar a administrar y mapear mentalmente las tareas como Cuidador! Visita:

https://bit.ly/bit.ly/plan-de-accion-del-cuidador

DEJA TU OPINION EN 1-CLIC

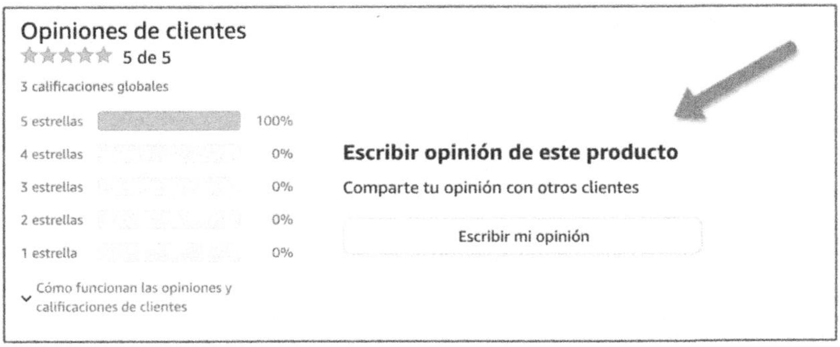

¡Le estaré eternamente agradecida si toma solo 60 segundos para escribir una breve reseña en Amazon, aunque solo sean unas pocas palabras!

https://www.champlinks.com/sl/Demencia-Paperback-Review/

INTRODUCCIÓN

> “Por favor, recuerda el verdadero yo cuando no pueda recordarte.”
>
> – Julie White

Nada en el mundo nos prepara para ese momento de cambio de vida cuando un miembro de la familia o ser querido es diagnosticado con demencia. Esa notable información envía tu mente a un estado de confusión donde luchas con emociones conflictivas, incluyendo la lucha, el miedo, la tristeza, la frustración e incluso: la ira.

Pero, aun así, frente a este caos, no tienes otra opción sino la de asumir el papel de cuidador de un paciente que sufre de demencia - un trabajo a largo plazo que probablemente nunca imaginaste que ibas a asumir en la vida. Sin embargo, al aceptar convertirte en el cuidador(a) de tus padres, familiares, o ser querido, te has registrado automáticamente en un nuevo viaje de tu vida que estará lleno de momentos impredecibles, de alto estrés, emocionalmente intensos, y a veces hasta gratificantes.

Como cuidadores, tenemos a menudo que renunciar a muchos aspectos de nuestra vida personal para priorizar las necesidades de nuestros seres queridos. Los síntomas suelen ser manejables en los primeros meses después del diagnóstico. Sin embargo, la historia cambia a medida que la condición de tu ser querido progresa a sus etapas posteriores. La demanda de tu asistencia aumenta tan rápido que, en poco tiempo, estarás constantemente entregando servicio diario las 24 horas para ayudarles a completar incluso las actividades más básicas de la vida como el movimiento, el comer, el aseo personal, las compras, etc.

Por lo tanto, la naturaleza consumidora de tus deberes como cuidador te obliga a echar de un lado tus aspiraciones y los pasatiempos favoritos que te ayudan a alivianar el estrés. En el peor de los casos, tus horas de trabajo, o inclusive el trabajo entero, se encuentran atrapados en el juego del sacrificio. Pero, por mucho que suene tan lógico dejar tu empleo para poder cuidar a un ser querido que realmente necesita cuidados consistentes, la carga financiera que viene con el cuidado del paciente demencial te pone en una encrucijada.

Por un lado, sabes que dejar tu trabajo o reducir las horas de trabajo crea una tensión aún mayor sobre las finanzas de la familia. Pero en el otro extremo, también estás consciente de que el no dejar tu empleo, o el no reducir tus horas de trabajo, pueden significar el que tu ser querido se quede sin nadie que le ayude a sobrevivir cada día.

Además de este estrés financiero y momentos desafiantes de toma de decisiones, también tienes que adaptarte a los cambios incontrolables en la dinámica de tus relaciones familiares. Ya sea una hija, esposa, hermana, o marido de un paciente con demencia, las circunstancias de su condición te empujarán a asumir la posición de un padre o madre, o el de una autoridad superior en la relación. Te conviertes en la persona "mayor" que permanece en calma, paciente, cuidadoso y atento no importa cuán obstinado, violento o rudo tu ser querido se vuelve en sus "malos" días.

Por supuesto, este proceso de cambio de rol suena relativamente sencillo en papel. Generalmente, sin embargo, éste es el momento más desafiante para ti y tu ser querido, quien no está dispuesto(a) a aceptar que ya no tiene la autoridad para desempeñar los roles críticos que solía tener en la familia. Desafortunadamente, tienden a expresar esta inaceptación a través de emociones negativas que pueden acabar haciendo que te sientas aún más culpable, enojado y frustrado.

Tal vez el culmen del efecto del agotamiento se desarrolla al asumir que, no importa cuán comprometido estés en cuidar a tus seres queridos que sufren de demencia, hay poco que puedas hacer para detener el deterioro en su salud física y mental. Así pues, a medida que pasa cada día, luchas para restaurar la compañía y la conexión emocional que una vez compartiste con ellos. Observas impotentemente, con dolor en tu corazón, cómo la personalidad y los recuerdos de tu ser querido comienzan a desaparecer y éste se transforma en una persona completamente diferente.

Basándose en la carga física, psicológica y financiera que hemos ilustrado hasta ahora, no es de extrañar que estudios recientes hayan demostrado que más del 75% de los 16 millones de cuidadores de personas demenciales en los Estados Unidos luchan con el agotamiento y la angustia emocional (Robinson Wayne and Segal, 2021). Por lo tanto, si caes en esta categoría de cuidadores, necesitas saber que no estás solo o sola, ni eres la persona equivocada por sentirte de la forma en que te sientes ahora. Por el contrario, ¡eres una de las mejores personas del mundo por aceptar asumir un papel que muchas personas han rechazado!

Probablemente te estarás preguntando cómo sé tanto sobre lo que significa y se siente ser un cuidador de una persona que sufre de demencia. La respuesta es que yo soy una al igual que tú. A una edad muy temprana, tuve que convertirme en la cuidadora de mi querida tía, a la que le diagnosticaron con demencia.

La jornada fue desafiante porque, como tú, yo tenía cero experiencia. Mi ingenuidad y la falta de ayuda de otros miembros de la familia solo empeoraron las cosas. Tuve que averiguar cómo lidiar con la agresividad y otros cambios de comportamiento que mi tía mostraba constantemente, incluso cuando trataba desesperadamente de ayudarle.

Y cuando menos me lo esperé, comencé a experimentar los efectos del agotamiento de ser una cuidadora en todos sus aspectos. Se me hacía difícil dormir o comer, incluso cuando estaba muy cansada y hambrienta. Como tal, me irritaba fácilmente. Eventualmente, todos los signos se sumaron a la depresión, y fue en ese momento que me di cuenta de que tenía que encontrar el tipo correcto de ayuda.

Finalmente conseguí el conocimiento que necesitaba desesperadamente, aunque me tomó algún tiempo. Este conocimiento me ayudó a liberarme de la angustia emocional y me hizo una cuidadora mucho mejor para mi tía.

Mis años de lucha como cuidadora de un paciente demencial y el triunfo final me empujaron a crear la obra maestra que ahora tienes en tus manos. Antes de mi evolución, me prometí a mí misma que si en algún momento lograba sobrepasar mis días más oscuros, pasaría toda mi vida asegurándome de que menos personas pasen por esas mismas experiencias oscuras que pasé mientras cuidaba de mi querida tía.

Como tal, combiné mis experiencias como cuidadora junto a mis estudios de Psicología y Sociología para ser una mejor cuidadora de un paciente demencial, y ahora comparto mis conocimientos y experiencias con todo aquel quien puede estar luchando también contra los efectos del agotamiento por el cuido de un paciente demencial.

A través de mis experiencias con otros cuidadores, también descubrí que la mayoría de nosotros a menudo luchamos para hacerle frente a las dificultades planteadas por nuestros seres queridos que sufren de demencia porque carecemos el conocimiento básico sobre su condición. Recuerda, nunca hemos sido preparados para esta tarea, pero lo tomamos seriamente con cero experiencia o idea de lo que realmente implica.

Desafortunadamente, solo hay unos pocos recursos disponibles para ayudarnos a entender que necesitamos convertirnos en el mejor sistema de apoyo para nuestro ser querido sin que perdamos nuestra mente en ningún momento. Pero la realidad está a punto de cambiar para mejor, porque este libro se convertirá en tu armadura a través de la cual aprenderás a navegar por este camino de la demencia cuidando correctamente de tu ser querido.

Comenzaremos primero por comprender los fundamentos de la demencia, desde sus causas y síntomas hasta los diferentes tipos de demencia y sus posibles tratamientos médicos. Si te preocupa que nuestras discusiones sobre estos temas parezcan a una clase de biología, permíteme tranquilizarte porque no será así. Por el contrario, vamos a descomponer estos conceptos médicos a través de ilustraciones de experiencias vividas por varios cuidadores que ya pasaron por la misma experiencia que tú estás atravesando ahora o que estás a punto de comenzar.

Una vez que hayamos establecido esa fundación correctamente, pasaremos a los aspectos primordiales del trayecto del cuidador. Llegado el momento, exploraremos el mundo de tu ser querido para poder ayudarle a comprender su condición, sentimientos y razonamientos desde su perspectiva. Luego pasaremos a un modo total de auto-reflexión donde aprenderás a comprender y lidiar con tus sentimientos, emociones y pensamientos como cuidador. Durante este proceso, podrás determinar las causas principales de tu agotamiento y descubrirás las mejores estrategias para superar esos factores.

Después de comprender estas dos perspectivas, pasaremos a nuestra siguiente tarea que implica el desarrollo de un plan de acción eficaz para asegurar que tu ser querido reciba el nivel óptimo de cuidado y atención que se merece sin descuidar su bienestar físico y mental.

Además de este plan de acción eficaz que vamos a diseñar, también necesitarás el mayor apoyo y ayuda posible. Como tal, este libro te ofrece un capítulo de bonificación donde identificamos y analizamos áreas de recursos confiables que te ayudarán a obtener un apoyo físico, mental y financiero adecuado.

Ser un cuidador de una persona que sufre de demencia no tiene que ser una experiencia traumática, por más severa que sea su condición. Tú mereces disfrutar más a menudo de lo extraordinario y gratificante que puede ser el ser un cuidador de una persona que sufre de demencia, a pesar de los desafíos inevitables por los que puedas atravesar. Y este libro es la clave para lograr ese proceso increíble.

Ahora mismo, no puedo esperar más para comenzar este viaje contigo, que sin duda será cambiante para ambos. ¿Comenzamos esta aventura?

COMPRENSIÓN DE LA DEMENCIA

"Pueden olvidar lo que dijiste, pero nunca olvidarán cómo les hiciste sentir."

– Carl W. Buechner

Según el Centro de Control de Enfermedades de los Estados Unidos, más de 5 millones de adultos mayores han sido diagnosticados con demencia a partir del 2020. Los expertos médicos y científicos incluso predijeron que para el 2050, el número habría aumentado a 13.8 millones.

No es de extrañar que estas estadísticas alarmantes tienden a generar un miedo justificado en nuestra mente a medida que envejecemos. Además, este miedo a veces engendra diferentes concepciones equivocadas sobre la demencia. Por lo tanto, hoy en día, la mayoría de nosotros estamos más conscientes de los mitos sobre la demencia que de las verdades y realidades de la condición. Sin embargo, nuestro objetivo en este capítulo es desmontar esos mitos y descubrir las verdades fundamentales de todo lo que la demencia implica como una condición médica.

¿QUÉ ES DEMENCIA?

Lo primero que debemos entender sobre la demencia es que no es una enfermedad como tal. Es más bien un síndrome que conduce al deterioro de la función cognitiva de una persona hasta el punto de interferir negativamente con su estilo de vida diario e interacción social. Por el funcionamiento cognitivo de una persona, nos referimos a sus capacidades mentales de aprender, pensar, recordar, procesar pensamientos, resolver problemas y tomar decisiones.

Estas habilidades cognitivas son sin duda invaluables, ya que influyen en áreas críticas de nuestra vida diaria. Como tal, en el caso de los pacientes demenciales, el estado deteriorado de sus habilidades mentales hace que sea casi imposible para ellos funcionar en su vida diaria de manera fluida e independiente.

Sin embargo, a pesar del aumento alarmante de los casos de demencia en el siglo XXI, no todos los grupos de edades son susceptibles a ella. La condición es más prevalente entre adultos mayores de 60 años o más.

Algunas personas tienden a asumir que la demencia es un desarrollo inevitable resultante del envejecimiento debido a las peculiaridades compartidas entre la edad y los pacientes de demencia. Sin embargo, esta suposición es incorrecta. El hecho de que la demencia es bastante prevalente entre adultos mayores de edad no lo convierte en una parte natural o inevitable del envejecimiento.

Por supuesto, la mayoría de los seres humanos experimentan una disminución gradual en la calidad de su memoria a corto plazo a medida que envejecen. Sin embargo, esta disminución es ligera en comparación con el caso de la demencia. Además, debemos recordar que el deterioro de la memoria o la pérdida de memoria no es la única discapacidad mental que caracteriza esta condición.

Más adelante en el capítulo, aclararemos más allá de la duda razonable que el envejecimiento no es responsable del desarrollo de la demencia en adultos mayores de edad. Sin embargo, primero exploremos las causas médicas y científicamente probadas de esta condición.

¿QUÉ CAUSA DEMENCIA?

¿Recuerdas que antes mencionamos que la demencia no es una enfermedad específica sino un síndrome de varias condiciones? Esta definición implica que la demencia ocurre en diferentes tipos, y cada tipo de demencia tiene una patología distinta (Newman, 2020).

Sin embargo, todos estos tipos de demencia comparten una causa general: la perturbación o daño de las células cerebrales, específicamente en la corteza cerebral, la región del cerebro responsable del pensamiento, el aprendizaje, la memoria, la resolución de problemas y otras funciones cognitivas.

Quizás ahora entiendas por qué hemos dicho anteriormente que la demencia conduce al deterioro de las capacidades cognitivas de una persona.

Sin embargo, la perturbación o daño a las células cerebrales de la corteza cerebral no siempre es permanente en todos los tipos de demencia. Hay casos en los que se puede emplear un tratamiento médico adecuado para ralentizar y curar la interrupción o el daño.

Estos tipos de demencia se denominan demencias reversibles e incluyen el delirio, el síndrome de Wernicke-Korsakoff, y la hidrocefalia de presión normal.

Estudios de investigación han demostrado que los tipos irreversibles de demencia son la causa principal del aumento alarmante de los casos de demencia hoy en día. En el capítulo 2 discutiremos los 10 tipos de demencia, pero por ahora, vamos a centrarnos en analizar los tres tipos más comunes y sus causas específicas.

- **Enfermedad de Alzheimer**

La enfermedad de Alzheimer representa entre el 60 y el 70 por ciento de los casos de demencia (Newman, 2020). Es tan común que la gente se equivoca suponiendo que es el único tipo de demencia. Sin embargo, la enfermedad de Alzheimer es causada principalmente por la acumulación anormal de un tipo de proteína tóxica llamada *beta amiloides* y *tau*, otra proteína acumulada dentro de las neuronas del cerebro.

Estas dos proteínas se acumulan continuamente en la corteza cerebral hasta que matan las células en esa región del cerebro (National Institute on Aging, 2017). La muerte de las células cerebrales en esa región del cerebro conduce al desarrollo de la enfermedad de Alzheimer.

Sin embargo, esta acumulación no ocurre en una noche. Se necesitan unos 10 a 20 años para que la acumulación llegue a un punto en el que un adulto mayor de edad muestre síntomas de la enfermedad de Alzheimer.

Así pues, ahora podemos ver que la edad es un factor de alto riesgo para el desarrollo de la enfermedad de Alzheimer.

Sin embargo, los beta amiloides acumulados y el tau no se detienen en la corteza cerebral. Con el tiempo, también destruyen otras áreas del cerebro, lo que hace que el paciente afectado pierda su capacidad para funcionar y vivir de forma independiente.

- **Demencia Vascular**

La demencia vascular le sigue a la enfermedad de Alzheimer como la segunda causa principal de demencias. Sin embargo, estos dos tipos de demencia difieren en varios aspectos.

Como su nombre sugiere, la demencia vascular está relacionada con enfermedades cardiovasculares tales como enfermedades cardíacas, hipertensión, diabetes, y otras enfermedades que afectan el flujo de sangre. Por esta razón, se dice que los adultos mayores de edad con historia de estas condiciones son más susceptibles a este tipo de demencia.

¿Qué causa el desarrollo de la demencia vascular? Su historia comienza cuando los depósitos de grasa se acumulan alrededor de las paredes de las arterias cerebrales a un nivel anormal, restringiendo así el flujo sanguíneo a partes críticas del cerebro, incluyendo la corteza cerebral. Al limitar el flujo sanguíneo, los depósitos de grasa acumulados, también conocidos como aterosclerosis, privan de oxígeno las células y tejidos cerebrales. Esta privación conllevará eventualmente a la muerte. Dado que la ocurrencia individual de flujo sanguíneo restringido y el cese del tejido cerebral en su mayor parte pasa desapercibido, el daño se acumula con el tiempo dentro de la región cognitiva del cerebro. Finalmente, la persona que experimenta demencia vascular mostrará signos visibles de la condición, como el deterioro de las capacidades cognitivas y los trastornos del habla.

- **Enfermedad de Parkinson**

Aunque los investigadores científicos no han identificado la causa específica de este tipo de demencia, han descubierto que su desarrollo está asociado con la disrupción y el daño de las células nerviosas en la estructura cerebral llamada substancia negra (Dementia.org, 2020). Esta parte del cerebro es específicamente responsable de la producción de dopamina, una hormona que controla el movimiento del cuerpo y las señales químicas del cerebro a sus diferentes partes.

Por lo tanto, al dañarse las células nerviosas de esa región del cerebro, la enfermedad de Parkinson causa una reducción significativa en la producción de dopamina, impidiendo que el cerebro envíe las señales correctas a sus diferentes secciones, afectando así los movimientos del cuerpo. Los pacientes afectados por esta condición a menudo experimentan deterioro en su movilidad y funcionamiento cognitivo.

¿ES LA DEMENCIA UNA CONDICIÓN GENÉTICA?

Aunque ahora conocemos la causa general de la demencia y las causas individuales de sus tres tipos más comunes, la cuestión de su susceptibilidad genética sigue siendo incierta.

A diferencia del mito popular de que la demencia es puramente genética, los estudios de investigación han demostrado que la mayoría de los casos de demencia no son hereditarios (Newman, 2020). Sin embargo, se han descubierto ciertos casos inusuales en los que la genética puede tener fuertes vínculos con el desarrollo de la demencia de una persona.

Por ejemplo, cuando una persona desarrolla un caso raro de Alzheimer en sus 30 y 40 años, hay una mayor probabilidad de que la persona haya adquirido un gen defectuoso de parte de sus padres que fue capaz de ser transmitido a la próxima generación. Este caso particular es conocido como el Alzheimer familiar de inicio temprano (Alzheimer's Society, 2021). Sin embargo, hay que señalar que sólo ocurre en una pequeña proporción de casos: aproximadamente 1 de cada 33 personas desarrolla Alzheimer antes de cumplir los 60 años.

En última instancia, los niños y nietos de pacientes demenciales de edad avanzada no pueden heredar la condición bajo circunstancias normales. Sin embargo, en casos raros de la enfermedad de Alzheimer familiar de inicio temprano, la posibilidad de transmisión genética es muy alta.

ENVEJECIMIENTO NORMAL VS. DEMENCIA

Anteriormente en este capítulo, establecimos que el deterioro de la memoria es a menudo el síntoma de envejecimiento más común que las personas relacionan con demencia. Sin embargo, varios otros síntomas del envejecimiento, como problemas de planificación y decisión, dificultades de lenguaje, estado de ánimo y cambios de comportamiento, también caen en esta categoría. Así pues, vamos entonces a analizar estos síntomas y establecer qué constituye el envejecimiento normal y qué no.

- **Deterioro de la Memoria**

El proceso normal de envejecimiento retarda la capacidad del cerebro de procesar información. Como tal, casi el 40 por ciento de los adultos mayores de 60 años en los Estados

Unidos encuentran fallas ocasionales de olvido leve (Marill, 2022). Podemos decir que este tipo de olvido es benigno porque no causa ningún deterioro en su vida diaria.

Así, por ejemplo, un adulto mayor puede olvidar ocasionalmente los detalles de conversaciones anteriores, nombres de antiguos conocidos, o la ubicación de sus pertenencias como las llaves del automóvil, teléfono o gafas. Pero siempre lo encuentran más tarde. Podrías estar de acuerdo en que tales interrupciones momentáneas son demasiado leves como para impedir que cualquiera pueda completar sus tareas diarias. Sin embargo, los signos de deterioro de la memoria a causa de demencia son tan intensos que es difícil para aquellos que sufren de esta condición poder manejar su vida diaria y ser independientes.

Un claro contraste entre la pérdida de memoria relacionada con la edad y la demencia es que esta última limita la capacidad de una persona para aprender y retener nueva información. Un ejemplo es cuando los adultos mayores de edad siguen olvidando cosas que les has dicho unos segundos antes, y piden repetidamente esa misma información. Rápidamente pierden el rastro de las fechas y las horas, e incluso les resulta difícil operar los aparatos de la casa. En la mayoría de los casos, los pacientes con demencia a menudo no son conscientes de su problema de memoria, pero siempre se hace obvio a los familiares y amigos cercanos.

Es importante tener en cuenta que, entre el deterioro típico de la memoria relacionado con la edad y la demencia, se encuentra una condición conocida como el deterioro cognitivo leve o DCL (Alzheimer Society of Canada, 2020). Sus síntomas incluyen la pérdida de memoria leve, dificultades del habla y desorientación visual. Los estudios han demostrado que el DCL es un precursor con una alta probabilidad de desarrollar la enfermedad de Alzheimer.

- **Problemas de Planificación y Decisión**

Idealmente, las personas obtienen más experiencias y lecciones de vida a medida que van envejeciendo, lo que les permite convertirse en mejores planificadores y tomadores de decisiones. Sin embargo, dado que el envejecimiento afecta significativamente la velocidad del procesamiento de información del cerebro, los adultos de avanzada edad tienen dificultades para pensar las cosas de forma profunda y rápida. Por lo tanto, necesitan más tiempo para planificar las cosas, y a veces toman decisiones apresuradas sin pensarlas. Por lo tanto, puedes ser testigo de que tu ser querido comete pequeños errores al pagar sus facturas o al gestionar sus presupuestos. Sin embargo, estos errores nunca llevan a consecuencias graves.

Además, la mayoría de los adultos de avanzada edad luchan contra multitareas, pero pueden lograr fácilmente completar tareas siempre y cuando se dediquen a una sola tarea a la vez. En contraste, la demencia afecta tanto la capacidad de las personas para realizar tareas múltiples simultáneamente como el poder concentrarse en una sola tarea a la vez.

Como tal, necesitan ayuda para planificar adecuadamente o tomar una decisión informada. Antes de llegar a la mitad de un proceso de toma de decisiones, sus mentes se confunden. Por lo tanto, necesitan ayuda para realizar tareas como seguir una receta, pagar facturas, o hacer listas para la compra de comestibles.

- **Dificultades de Lenguaje y Conversación**

Debido al deterioro de la memoria inducido por la edad, algunos adultos de avanzada edad luchan con sus habilidades lingüísticas, especialmente el vocabulario. A veces no encuentran las palabras adecuadas para expresarse, pero en la mayoría de los casos terminan recordándose.

Además, se distraen rápidamente durante sus conversaciones con otros porque necesitan un mayor nivel de concentración para seguir con lo que la otra persona dice (Alzheimer's Society, 2022). Por tanto, se vuelve aún más difícil para ellos concentrarse cuando tienen diferentes personas hablándoles al mismo tiempo.

Sin embargo, incluso sin distracción alguna, los adultos de edad avanzada con demencia aún encuentran un reto involucrarse en las conversaciones correctamente sin perder el rastro de lo que la otra persona está diciendo.

Además, mientras que el envejecimiento normal hace que uno, de vez en cuando y temporalmente, olvide las palabras adecuadas para usar en sus interacciones, los pacientes demenciales experimentan este problema más a menudo que de costumbre. Necesitan ayuda para encontrar las palabras adecuadas.

- **Cambio de Estado de Ánimo y Comportamiento**

El envejecimiento normal conduce con frecuencia a cambios emocionales significativos, lo que provoca alteraciones graduales en los patrones de comportamiento de los adultos mayores. A veces, estos cambios pueden resultar de los efectos secundarios de sus medicamentos.

Los estudios muestran que los adultos mayores se suministran de un promedio de 14 a 18 recetas médicas al año. (Hightower, 2020). Estos medicamentos tienden a inducir síntomas como el cansancio ocasional y a corto plazo, ansiedad, inquietud, irritación o impulsividad, que pueden afectar el estado de ánimo de las personas afectadas. También podría ser debido a la depresión y otros problemas de salud mental, que son bastante estándar entre las personas mayores en el siglo XXI.

Los cambios en el estado de ánimo y el comportamiento también son prevalentes en los pacientes demenciales, pero el factor diferenciador significativo es que estos cambios continúan por más tiempo. Por ejemplo, estos cambios en el estado de ánimo y el comportamiento pueden hacer que tu ser querido pierda todo el interés y se retire completamente de las reuniones familiares.

En última instancia, el envejecimiento rara vez causa violencia y agresividad, pero estos dos son los primeros en la lista de comportamientos que se observan rápidamente en personas que viven con demencia.

SIGNOS ANTICIPADOS DE LA DEMENCIA

Hemos demostrado más allá de la duda razonable que la demencia no es un proceso natural de envejecimiento, aunque su ocurrencia es prevalente en adultos mayores. Exploremos ahora los signos y síntomas de avisos más notables que pueden ayudar a detectar rápidamente si tu ser querido tiene demencia.

Estos son algunos de los síntomas de aviso que debes estar al pendiente:

- Tienen constantes dificultades para recordar cosas recientes y familiares, los nombres y rostros de familiares cercanos, y cómo realizar tareas simples y regulares, o las razones de sus acciones.

- Ocasionalmente, puedes encontrar a tu ser querido en un estado de confusión, incapaz de recordar el razonamiento detrás de sus acciones. En la mayoría de los casos, necesitan ayuda para recordar.

- Continúan investigando sobre asuntos con los que ya estaban familiarizados.

- Su deterioro gradual de la memoria les hace incapaces de completar tareas simples y familiares que solían hacer de forma independiente.

- Se vuelven repentinamente indiferentes y desinteresados en las actividades y pasatiempos de los que solían extraer gran placer.

- Pierden rápidamente el rastro de qué día es, o las rutas hacia lugares familiares. Por lo que, a menudo, se pierden en sus calles, de camino a la tienda de comestibles, o incluso en la casa.

- Muestran cambios severos en su estado de ánimo y comportamiento sin razón aparente. Por ejemplo, tu ser querido puede convertirse gradualmente en una persona ansiosa, fácilmente irritada, agresiva y retirada.

- Su sentido del juicio se deteriora, y se les ve haciendo movimientos fuera de carácter, como llevar ropa gruesa durante el verano o sacar cosas de la basura.

- No son capaces de realizar tareas que involucren pensamientos abstractos o cálculos, como conciliar la chequera, pagar facturas, gestionar finanzas, llenar formularios, o entender instrucciones.

LA IMPORTANCIA Y LOS BENEFICIOS DE UN DIAGNÓSTICO TEMPRANO DE DEMENCIA

Aunque hicimos un gran trabajo al identificar los síntomas tempranos que ayudan a una persona a determinar si tiene demencia, no podemos negar que el ser informado de que uno tiene demencia es una experiencia aterradora para cualquiera. Esta realidad explica por qué muchos adultos mayores ocultan sus síntomas sospechosos y sus cambios de comportamiento a los seres queridos durante el mayor tiempo posible. Sin embargo, tales acciones causan más daño e impiden que los pacientes experimenten las ventajas vitales que una detección temprana de la demencia puede traer a su salud psicológica y física.

El diagnóstico temprano permite a los pacientes demenciales obtener atención médica inmediata y oportuna. Dado que actualmente no hay cura para la demencia, los medicamentos sirven como una mejor alternativa, ya que ayudan a estabilizar y retrasar el deterioro cognitivo que la demencia causa en el cerebro. Así, al obtener un diagnóstico temprano, tu ser querido puede disfrutar de los mejores beneficios de estos medicamentos en una etapa muy temprana en el proceso de desarrollo del síndrome. En esta etapa, es más fácil manejar los síntomas simples y graves que caracterizan la condición. La gestión adecuada ayuda a asegurar que tu ser querido mantenga una calidad de vida saludable con la preservación de las capacidades cognitivas.

El diagnóstico temprano también te da, como cuidador, y a tu ser querido, tiempo suficiente para comprender mejor todo sobre esta condición. Al estar más informado sobre el tipo específico de demencia que afecta a tu ser querido, podrás ayudarle a tomar decisiones informadas y educadas sobre su salud. Y más importante aún, te ayudará a saber cómo brindarles el apoyo adecuado.

¿SE PUEDE PREVENIR LA DEMENCIA?

Los expertos médicos y los investigadores aún no han desarrollado medicamentos o medidas científicamente probadas para prevenir la demencia completamente en a las personas, especialmente en adultos de avanzada edad. Sin embargo, han llevado a cabo un número significativo de pruebas clínicas exitosas que demuestran que todos los tipos de demencia son prevenibles en cierta medida.

Ahora, la gran pregunta es, ¿qué pasos debemos tomar para prevenir el inicio de la demencia?

Cada tipo de demencia tiene factores de riesgo que aumentan sus posibilidades de progresión. Por lo tanto, si deseas proteger a tus padres y miembros de la familia de desarrollar demencia, debes identificar y reducir la eficacia de esos factores de riesgo al mínimo.

¿CUÁLES SON LOS FACTORES DEL RIESGO DE DEMENCIA?

Al igual que sus causas y síntomas, los factores del riesgo de demencia pueden variar de un tipo a otro. Sin embargo, todos los tipos de demencia tienen factores generales de riesgo que comparten comúnmente. Algunas de ellas incluyen lo siguiente:

- **Edad y Genes:** En la primera parte de este capítulo, ya hemos establecido cómo estos dos factores juegan un papel significativo en el desarrollo de la demencia en el cerebro. Aunque la edad es mejor conocida como el factor de riesgo más prevalente, la genética solo contribuye al desarrollo de la demencia en casos raros de Alzheimer familiar de inicio temprano.

- **Diabetes:** La diabetes es una condición de salud causada por altos niveles de azúcar. Así pues, cuando los pacientes no lo manejan adecuadamente, el exceso de azúcar aumenta en el cuerpo y daña diferentes órganos del cuerpo, incluyendo las células cerebrales. Con tal perturbación, se hace más fácil el inicio de la demencia, especialmente la enfermedad de Alzheimer. Estudios de investigación muestran una fuerte conexión entre la diabetes tipo 2 y la enfermedad de Alzheimer (Budson, 2021).

- **Hipertensión:** Este factor de riesgo está relacionado principalmente con la demencia vascular. Causa daños en el cerebro, el corazón y los vasos sanguíneos (Alzheimers.gov, 2022), haciendo más fácil que los tejidos grasos se acumulen alrededor de las arterias y detengan la circulación de sangre y oxígeno.

- **Factores ambientales:** Otros factores ambientales importantes que pueden aumentar el riesgo de inicio de la demencia incluyen el alto consumo de alcohol, fumar, pérdida de audición, depresión no tratada, falta de ejercicio, aumento de la soledad y el aislamiento social (NHS, 2020).

¿CÓMO REDUCIR EL RIESGO DE DEMENCIA?

Reducir el riesgo de factores como la edad y los genes es imposible porque están fuera de nuestro control. Sin embargo, hay varios cambios efectivos en el estilo de vida que los adultos mayores, ya vivan con demencia o no, aún pueden incorporar a su realidad diaria para reducir el riesgo de desarrollar demencia o de retrasar la progresión de deterioro cognitivo. Deberían:

- Asistir a chequeos regulares o citas de análisis con proveedores de atención médica, independientemente de que tengan condiciones de salud crónicas o no.

- Mantener una alta actividad física adoptando una rutina de entrenamiento de intensidad moderada y adherirse a ella.

- Participar constantemente en actividades y pasatiempos que mejoren su estado de alerta mental. Podría ser leyendo libros, resolviendo rompecabezas, participando de juegos o deportes, viajando, haciendo voluntariados, o incluso haciendo cosas manuales.

- Comer dietas saludables y equilibradas, y limitar la ingestión de grasas y azúcares.

- Obtener un tiempo de sueño adecuado, idealmente entre siete y ocho horas cada noche.

- Abstenerse completamente de fumar y reducir el consumo de alcohol al mínimo. El hacer esto contribuye a que los adultos mayores sean menos susceptibles a caerse y reduce el riesgo de desarrollar enfermedades cardiovasculares, todos precursores de la demencia.

- Aumentar la interacción social asistiendo regularmente a eventos sociales y participando en actividades sociales les ayudará a sentirse menos solos o aislados.

Hasta ahora, hemos descubierto la verdad detrás de la demencia, y al mismo tiempo desatamos cualquier malentendido sobre sus orígenes, signos y síntomas, maneras de reducir el riesgo de desarrollarla y medidas preventivas. Así pues, pasemos entonces al siguiente capítulo, donde examinaremos más ampliamente los diferentes tipos de demencia que existen en el siglo XXI.

TIPOS DE DEMENCIA

> "La amabilidad puede transformar el momento oscuro de alguien con un rayo de luz. Nunca sabrás cuánto importa tu cuidado."
>
> – Amy Leigh Mercree

En el capítulo anterior, ya hemos establecido que, contrariamente al concepto equivocado común, hay muchos tipos de demencia y que cada uno tiene peculiaridades únicas. Mientras que anteriormente sólo consideramos los tres tipos más comunes de demencia y sus diferencias en términos de causas, este capítulo implica un análisis más detallado de los diez diferentes tipos de demencia. Exploraremos todo lo que hay que saber sobre ellos, incluyendo las causas y síntomas, los factores de riesgo, y las opciones de tratamiento disponibles. Si alguna vez pensaste que todos los tipos de demencia son lo mismo, ¡prepárate para desaprender esas suposiciones incorrectas!

ENFERMEDAD DE ALZHEIMER

De nuestra discusión anterior, ya sabes que la enfermedad de Alzheimer es el tipo más común de demencia y que representa alrededor del 60 a 70 por ciento de los casos de demencia en los Estados Unidos. Pero, a pesar de estas altas estadísticas, no debes tratar de generalizarlo como el único tipo de demencia existente. El Alzheimer es específicamente una enfermedad cerebral *progresiva* (Mayo Clinic, 2021).

Descubramos lo que hace de la enfermedad de Alzheimer una enfermedad cerebral progresiva. En primer lugar, progresivo significa que el Alzheimer se desarrolla a un ritmo gradual. De hecho, estudios de investigación han demostrado que se necesitan 10 a 20 años para que sus síntomas comiencen a aparecer. Es más fácil entender por qué este desarrollo toma tanto tiempo si primero entiendes su causa primaria.

El desarrollo comienza cuando dos proteínas tóxicas (*amiloides beta* y *tau*) se depositan en una región crítica del cerebro llamada corteza cerebral, hasta que se acumulan a un nivel anormal. Estos depósitos de proteínas acumuladas a nivel anormal son formados en placas y enredos.

Mientras que estos enredos se tuercen para matar las células cerebrales en la región de la corteza cerebral, las placas bloquean y rompen las conexiones entre las células del cerebro y las neuronas. A medida que más células cerebrales sanas continúan muriendo, el cerebro continúa reduciéndose continua y drásticamente a su peor estado (Yetman, 2021). Aunque suena bastante simple por escrito, la acumulación anormal de estas proteínas tóxicas requiere un proceso largo y complicado.

Así que, ¿cómo sabes si tu ser querido tiene explícitamente la enfermedad de Alzheimer? Esta parte es bastante complicada, ya que los síntomas de la enfermedad de Alzheimer podrían sobreponerse con los de otros tipos de demencia en algún momento. Sin embargo, ya sabemos que la enfermedad de Alzheimer afecta la corteza cerebral, la región del cerebro responsable principalmente del aprendizaje y la memoria. Estudios han demostrado que sus primeros signos se centran principalmente en la capacidad de una persona para aprender, retener y recordar información nueva o familiar (Alzheimer's Association, 2021).

A medida que la enfermedad avanza, los síntomas también se vuelven graves. Tu ser querido puede mostrar signos como desorientación, deterioro del juicio, depresión, ansiedad y otros cambios de comportamiento. Finalmente, en las etapas posteriores de la enfermedad, se vuelve difícil para ellos hablar, caminar, o comer de forma independiente.

Actualmente, la enfermedad de Alzheimer sigue siendo una enfermedad terminal sin cura. Sin embargo, el diagnóstico temprano puede convertirse en una salvación, ya que le permite al paciente retrasar la progresión de su condición.

DEMENCIA VASCULAR ISQUÉMICA (DVI)

La demencia vascular es la segunda forma más frecuente de demencia en los Estados Unidos, representando aproximadamente el 5-10% de todos los casos reportados. En otras palabras, uno de cada diez pacientes demenciales tiene este tipo específico de demencia.

Sin embargo, la demencia vascular isquémica es bastante diferente a la enfermedad de Alzheimer a pesar de la popularidad que ambos comparten. A diferencia de la acumulación de proteínas asociada con el Alzheimer, el desarrollo de la demencia vascular implica el bloqueo del flujo sanguíneo al cerebro. Vamos a simplificar...

Cada ser humano tiene componentes específicos del cuerpo llamados arterias. Estas arterias son responsables del suministro de sangre al cerebro a través de la circulación cerebral (Kinman, 2016). Esta sangre suministrada contiene normalmente oxígeno, glucosa, y otros nutrientes con los que el cerebro deriva energía para llevar a cabo sus funciones cognitivas de razonamiento y pensamiento. Sin embargo, en la demencia vascular, la circulación cerebral se deteriora debido al bloqueo en las arterias que suministran sangre. Dado que no hay arteria que permita el flujo libre al cerebro debido al bloqueo, el cerebro se priva automáticamente de oxígeno y otros nutrientes esenciales.

En el capítulo anterior, mencionamos que la demencia vascular isquémica está estrechamente relacionada con las condiciones de salud relacionadas al corazón, tales como ataques cardiacos, presión arterial alta y diabetes. Esta asociación se debe a que estas condiciones tienen un alto potencial de dañar los vasos sanguíneos y bloquear las arterias del cerebro. Por lo tanto, podemos reducir el riesgo de demencia vascular al controlar estas condiciones.

Sin embargo, los síntomas más tempranos y significativos que puedes notar si tu ser querido tiene demencia vascular no tienen nada que ver con la pérdida de memoria como el Alzheimer. En cambio, implica principalmente una reducción significativa en su razonamiento y en el proceso de pensamiento en general. Podrás notar que luchan para tomar decisiones simples y para concentrarse u organizar sus acciones o pensamientos. En el caso de demencia vascular que se desarrolla repentinamente después de un ictus, la capacidad de movimiento de la persona también se ve afectada.

Sin embargo, siempre es posible que los pacientes con demencia vascular desarrollen síntomas similares al de Alzheimer en las etapas posteriores de su condición.

DEMENCIA CON CUERPOS DE LEWY (DCL)

Este tipo particular de demencia es similar a la enfermedad de Alzheimer en dos maneras significativas. Primero, es una enfermedad cerebral progresiva, y su causa también está asociada con la acumulación de depósitos de proteínas. Sin embargo, en la demencia con cuerpos de Lewy, la proteína alfa-sinucleína se acumula en las células nerviosas del cerebro (Mayo Clinic, 2021). Cuando la acumulación alcanza niveles anormales, se convierte en cuerpos de Lewy.

La región del cerebro donde se encuentran estas células nerviosas controla las capacidades mentales como el movimiento, la memoria, la visión, y el pensamiento. Como tal, la presencia de los cuerpos de Lewy en esa área conduce a la pérdida de neuronas importantes específicas que son importantes para la transmisión de dos de las hormonas más cruciales del cuerpo: *acetilcolina* y *dopamina*. Mientras que la acetilcolina se centra en el aprendizaje y el control, la dopamina funciona como el mensajero, transmitiendo información a las células nerviosas que controlan el movimiento, el sueño y el estado de ánimo.

Al reducir los niveles a los que se producen estas hormonas, los cuerpos de Lewy causan un deterioro gradual de las operaciones mentales que esas células nerviosas controlan. La alucinación visual es un síntoma significativo que más del 80 por ciento de las personas que viven con DLC tienden a mostrar desde las primeras etapas de su condición (National Institute on Aging, 2021).

Por lo tanto, puedes notar que tu ser querido afirma constantemente ver personas u objetos que no están presentes. En casos raros, la alucinación puede ser no visual, donde huelen y escuchan cosas que están presentes en su entorno. Junto a las alucinaciones visuales, los pacientes con DCL también muestran signos como cambios impredecibles en su enfoque y nivel de atención, desorientación sobre el tiempo y el lugar, dificultades de lenguaje y deterioro del juicio en las primeras etapas de su enfermedad.

A veces, los pacientes con DCL también pueden experimentar problemas de movimiento en esta etapa temprana. Sin embargo, en la mayoría de los casos, se necesitan varios años de progresión de la enfermedad antes de que una persona que viva con DCL comience a mostrar síntomas relacionados con la movilidad. Sin embargo, estos problemas de movimiento suelen comenzar con una enorme rigidez en sus músculos, por lo que no pueden caminar correctamente. En su lugar, caminan a un ritmo lento y con una postura inclinada (National Institute on Aging, 2021).

También experimentan caídas repetidas debido a sus problemas de equilibrio y coordinación. A medida que pasa el tiempo, los músculos de sus manos y rostros también se ven afectados, y es posible que veas un cambio inusual pero repentino en su escritura. Y, debido a que sus músculos faciales son tan rígidos, se vuelve más difícil para ellos hacer las expresiones faciales correctas cuando se comunican.

Las etapas posteriores de esta enfermedad empeoran a medida que el paciente presenta síntomas graves como trastorno del sueño, disfunción sexual, mareos, y agresividad intensa que se desarrollan a partir de delirios y paranoia, depresión y ansiedad. Sin embargo, al igual que los otros tipos de demencia que hemos examinado, no hay cura médica específica para el DCL. Pero, los estudios clínicos han revelado que los medicamentos y otros tipos de terapias pueden ayudar con algunos de sus síntomas agudos. (National Institute on Aging, 2021).

ENFERMEDAD DE PARKINSON

Este tipo de demencia comparte muchas similitudes a las demencias con cuerpo de Lewy en cuanto a sus causas y síntomas. Al igual que en el DCL, el parkinsonismo es causada por una reducción significativa en la producción de dopamina debido a la muerte continua de las células en la *substancia negra*, otra área crítica del cerebro. La falta de suficiente dopamina dificulta que la parte del cerebro que controla el movimiento corporal funcione correctamente (Moore, 2021).

Como tal, los síntomas más notables de la enfermedad parkinsoniana se centran en el movimiento. Estos problemas de movimiento son casi los mismos que los experimentados en las etapas posteriores de la demencia con cuerpos de Lewy.

Sin embargo, los signos de la enfermedad parkinsoniana comienzan a aparecer con una rigidez muscular intensa en cualquier parte del cuerpo, desde la cara hasta las piernas. Esta rigidez ralentiza su ritmo de movimiento al hacer incluso las tareas más simples, como comer, por ejemplo. También caminan, pero caen repetidamente y sin ser capaces de girar sus brazos tan libremente como solían.

A medida que la enfermedad avanza, las personas con Parkinson comienzan a experimentar temblores en sus mandíbulas, labios, manos, piernas, e incluso en la lengua cuando estas partes del cuerpo no están en uso. Estos temblores afectan su capacidad de hablar y escribir, causando así que tengan una voz débil y monótona, y una escritura más pequeña.

Probablemente hayas notado que no hemos mencionado ningún síntoma relacionado con la cognición hasta ahora. Esta omisión es porque las etapas tempranas de la enfermedad de Parkinson sólo afectan el movimiento. Sin embargo, las etapas finales implican más complicaciones. Los pacientes experimentarán dificultades cognitivas adicionales, como depresión, cambios emocionales y de comportamiento, olfato y disfunción sexual, delirios y problemas de la vejiga.

ENFERMEDAD DE HUNTINGTON

¿Recuerdas lo que dijimos en el último capítulo acerca de que la demencia podría ser genético? Pues bien, la enfermedad de Alzheimer no es el único tipo de demencia heredable. Este tipo de demencia también pertenece a la categoría, pero es tan raro como la enfermedad de Alzheimer genético (Mayo Clinic, 2021). Entonces, ¿en dónde comienza su historia?

Los investigadores científicos rastrearon la causa de la enfermedad de Huntington a un gen defectuoso transmitido a una persona por sus padres. Así, desde el nacimiento, este gen defectuoso aparece en algunas partes del cerebro y gradualmente daña las células nerviosas en esas regiones (Alzheimer's Society, 2021). Este daño afecta las capacidades funcionales de un paciente, causando así que desarrollen trastornos cognitivos (mentales), psiquiátricos (comportamentales) y de movilidad (físicos).

Lo que diferencia este tipo de demencia de otros es que la edad no es un factor de alto riesgo. Estudios han confirmado que las personas pueden desarrollar la enfermedad de Huntington a cualquier edad (NHS, 2021). Puede ser tan temprano como a los dos años de edad y tan tarde como los ochenta. Sin embargo, la mayoría de las personas con enfermedad de Huntington comienzan a mostrar síntomas durante los primeros 30 y 40 años de edad. Sin embargo, éste se convierte en un caso de Huntington juvenil si los síntomas surgen cuando el paciente tiene menos de veinte años de edad.

Aunque el desarrollo de la enfermedad de Huntington en personas más jóvenes difiere de la de las personas mayores, ambas comparten los mismos síntomas.

¿Cuáles son los síntomas de la enfermedad de Huntington? Sus síntomas físicos incluyen una inmensa pérdida de peso, rigidez muscular, deterioro de la coordinación y el equilibrio, movimientos oculares inusuales y dificultades del habla. Sin embargo, los síntomas cognitivos incluyen desde problemas de concentración y memoria hasta la incapacidad de controlarse.

Según los expertos médicos, la depresión es el principal síntoma psiquiátrico experimentado por las personas con enfermedad de Huntington. Otras condiciones, como el insomnio, la retirada social, los pensamientos suicidas y la ansiedad, lo acompañan. En casos raros, los síntomas psiquiátricos empeoran hasta el punto de trastornos obsesivo-compulsivos y bipolares.

En última instancia, las personas con antecedentes familiares de enfermedad de Huntington son las más susceptibles a este tipo de demencia. Por lo tanto, la mejor opción preventiva es someterse a pruebas genéticas para estar adecuadamente informados sobre si tienen o no un alto riesgo de desarrollar esta condición. Recuerda que el diagnóstico temprano es la forma más efectiva de manejar cualquier tipo de demencia. ¡Así que ve al médico!

ENFERMEDAD DE CREUTZFELDT-JAKOB (ECJ)

Este tipo de demencia es tan complicado y aterrador como su nombre. Según los expertos médicos, la enfermedad de Creutzfeldt-Jakob daña las células cerebrales a una tasa aún más rápida que la de Alzheimer. Su desarrollo comienza cuando un grupo de proteínas defectuosas, también conocidas como *priones*, se acumulan en las células cerebrales hasta el punto en que dañan estas células y hacen que el cerebro se vea como una esponja marina con agujeros por todas partes.

Entre el 80% y el 90% de los casos tienen fuentes desconocidas. Sin embargo, estudios de investigación han demostrado que entre el 10 y el 15 por ciento de los casos suelen adquirirse a través de medios verificados, como entrar en contacto con un aparato quirúrgico contaminado o heredar un gen defectuoso de sus padres. También se podría adquirir comiendo carne de vacas que sufrían de *encefalopatía espongiforme bovina* (EEB), otra infección causada por priones. Al comer esta carne de vaca infectada, las proteínas defectuosas se transfieren al sistema corporal de la persona.

Normalmente, se necesitan unos 8 a 10 años antes de que los síntomas de demencia comiencen a surgir. Sin embargo, es una historia diferente con la ECJ. Después de que la persona afectada recibe la enfermedad, solo se necesitan meses y, en casos raros, unos años para que surjan los síntomas.

Los indicadores iniciales de la ECJ se asemejan a los de la enfermedad de Alzheimer; síntomas como el declive cognitivo, la pérdida de la memoria y la orientación, y la transformación en el comportamiento. Sin embargo, a medida que la enfermedad empeora, también comienzan a aparecer síntomas similares a la demencia con cuerpos de Lewy, como alucinaciones visuales, coordinación muscular y equilibrio, y temblores incontrolables. En las etapas finales de la enfermedad, los pacientes con ECJ experimentan convulsiones, parálisis y una enorme pérdida de peso y masa muscular.

A diferencia de otros tipos de demencia, cuya progresión podemos ralentizar con el tratamiento adecuado, actualmente no hay una manera probada de manejar los efectos agravantes de la enfermedad de Creutzfeldt-Jakob. Sin embargo, la buena noticia es que la ECJ es un tipo raro de demencia. Según los Centros de Control de Enfermedades de los Estados Unidos, sólo alrededor de 350 personas son diagnosticadas con la ECJ en los Estados Unidos anualmente. En casos típicos, la ECJ afecta principalmente a los adultos entre los 50 y 60 años o mayores. En última instancia, la verdad sigue siendo que no importa lo fatal que sea esta condición, el diagnóstico temprano puede ayudar en largo plazo a las personas afectadas para vivir una vida más saludable.

DEMENCIA FRONTOTEMPORAL (DFT)

Este tipo de demencia a menudo se confunde con la enfermedad de Alzheimer avanzada e incluso con un problema psiquiátrico. Es bastante fácil cometer tales errores porque la demencia frontotemporal es causada por la atrofia (reducción) de los lóbulos frontales y temporales en el cerebro (Mayo Clinic, 2021). Estas áreas del cerebro controlan la capacidad del lenguaje, la personalidad y el comportamiento de una persona.

Como tal, cuando estos lóbulos se contraen, los individuos afectados muestran cambios repentinos y dramáticos en sus personalidades o un deterioro en su capacidad para interactuar adecuadamente con los demás o usar el lenguaje correctamente. También experimentan problemas relacionados con el movimiento como la debilidad muscular y espasmos, temblores, caídas constantes, y la incapacidad de mostrar una expresión facial adecuada debido a sus músculos faciales rígidos.

En gran medida, la edad no es un factor de alto riesgo para la demencia frontotemporal, ya que afecta principalmente a los adultos entre las edades de 40 y 60. Sin embargo, las personas con una larga historia familiar de demencia frontotemporal tienen un mayor riesgo de contraer dicha enfermedad.

HIDROCEFALIA CON PRESIÓN NORMAL (HPN)

Al igual que la sangre fluye al cerebro para proporcionar oxígeno y nutrientes a sus diferentes componentes, otra importante sustancia líquida conocida como el *líquido cerebroespinal* también fluye a través del cerebro y la médula espinal (National Institute of Neurological Disorders and Stroke, 2021).

Sin embargo, la hidrocefalia con presión normal se desarrolla cuando el exceso de líquido cerebroespinal se acumula anormalmente en los ventrículos del cerebro. Con cada exceso de líquido cerebroespinal que se deposita en los ventrículos del cerebro, sus cámaras se agrandan más y, finalmente, perturban y dañan las células cerebrales alrededor de los ventrículos.

Este daño conduce a varios problemas cognitivos y relacionados con el movimiento tales como dificultades para caminar, deterioro del juicio y la toma de decisiones, pensamiento lento y comportamientos apatéticos hacia las cosas y actividades que solían amar. En las etapas posteriores de la enfermedad, un individuo afectado puede experimentar la pérdida del control de la vejiga.

Sin embargo, lo más extraordinario de este tipo de demencia es que es curable en gran medida. ¿No es eso increíble? ¡Sí! Si tu ser querido tiene hidrocefalia con presión normal, se puede tratar a través de una operación quirúrgica en la que el exceso de líquido cerebroespinal se drena del cerebro. Con esa eliminación, la cirugía ayuda a resolver problemas relacionados con el movimiento.

Sin embargo, estudios de investigación han demostrado que la cirugía no ha sido eficaz en la corrección de los síntomas relacionados con el funcionamiento cognitivo. Sin embargo, no debemos desalentarnos. ¿Quién sabe si la cirugía podría ser aún más eficaz en el futuro?

SÍNDROME DE WERNICKE-KORSAKOFF

Este tipo de demencia se produce principalmente como resultado de la deficiencia de vitamina B1. La vitamina B1 es un nutriente esencial para el cerebro, ya que es una excelente fuente de energía. Por lo tanto, la grave falta de este nutriente causa daños significativos a las células cerebrales.

Las personas con mala nutrición y las que consumen cantidades poco saludables de alcohol son las más vulnerables a este tipo de demencia, aunque también afecta a adultos con casos previos de enfermedades intestinales y estomacales.

Pero ¿cómo sabes si tu ser querido muestra signos del síndrome de Wernicke-Korsakoff? Sus primeros síntomas incluyen problemas de visión, desorientación sobre el tiempo y lugar, y problemas de equilibrio y coordinación durante el movimiento. Sin embargo, a medida que la enfermedad se desarrolla por un largo tiempo, los síntomas empeoran ocasionando amnesia severa, un estado mental confuso y alucinaciones.

Aunque no hay cura para el síndrome de Wernicke-Korsakoff, los profesionales médicos pueden ayudar a retrasar o incluso detener su progresión si la enfermedad se diagnostica temprano y el tratamiento se administra de forma oportuna.

DEMENCIA MIXTA

Como su nombre sugiere, la demencia mixta es una condición que se desarrolla cuando una persona presenta síntomas clínicos aparentes y características de al menos dos tipos diferentes de demencias (Alzheimer's Society, 2021).

Los estudios han revelado que este tipo de demencia afecta principalmente a los pacientes más viejos, especialmente a los que se encuentran entre los 70 y 80 años de edad.

En general, las personas con demencia mixta muestran síntomas diferentes dependiendo de los tipos de demencias que contribuyen a su condición. Los tipos de combinaciones más comunes de demencia mixta incluyen el Alzheimer junto a demencias vasculares isquémicas, y el Alzheimer junto a la demencia con cuerpos de Lewy.

En la mayoría de los diagnósticos de demencia mixta, uno de los tipos de demencia es siempre más predominante que la otra, por lo que la persona afectada experimenta un mayor volumen de un tipo de demencia que la otra.

Es posible que sospeches que tu ser querido esté experimentando demencia mixta. Todo lo que tienes que hacer es listar todos los signos notables que ves y compararlos con los síntomas de la enfermedad de Alzheimer, la demencia vascular isquémica y la demencia con cuerpo de Lewy que examinamos anteriormente en este capítulo.

Para enmarcar este capítulo, debemos entender que diagnosticar cualquier demencia no es tan fácil como parece en el papel. En base a lo que hemos discutido hasta ahora, probablemente estás de acuerdo en que los síntomas de los diferentes tipos de demencia tienden a sobreponerse en algún momento. Por lo tanto, es el especialista médico quien sigue siendo el mejor recurso para encontrar un diagnóstico correcto y preciso del tipo de demencia de tu ser querido.

LAS 7 FASES DE LA DEMENCIA

> "No se trata de cuánto haces, sino de cuanto amor pones en lo que haces."
>
> – Mother Teresa

Después de explorar en el capítulo 2 los diferentes tipos de demencia, incluyendo la enfermedad de Creutzfeldt-Jakob, que puede desarrollarse con rapidez, probablemente hayas notado que todos comparten una característica común: *la progresividad.*

Este factor progresivo (gradual) implica que la demencia no se desarrolla a etapas avanzadas en sólo unos días. En cambio, progresa a través de un deterioro gradual en el que los síntomas y necesidades de tu ser querido cambian a medida que pasa el tiempo.

Así, para facilitar nuestro trabajo como cuidadores, los expertos médicos y científicos diseñaron un modelo increíble que ilustra la progresión del deterioro cognitivo en personas con demencia a través de siete fases críticas.

Para cada una de las siete fases de la demencia, los signos, síntomas y opciones de tratamiento difieren. Y, al entender como cuidador lo que implica cada etapa de la demencia, podrás discernir, a través de una evaluación cuidadosa, el estado actual de la enfermedad en que se encuentra tu ser querido, lo que permite un tratamiento más preciso.

Con esta identificación precisa, tu trabajo como cuidador se vuelve más fácil a medida que comprendas cómo ofrecer el apoyo que tu ser querido realmente necesita durante cada etapa. Además, te ayudará a formar planes eficaces que satisfagan las necesidades futuras de tu ser querido. El comprender la fase de la condición actual en que se encuentra tu ser querido puede hacer una diferencia significativa en el retraso del progreso de su deterioro cognitivo además de mejorar tu rol como cuidador.

Ahora que conoces los beneficios que surgen de la comprensión de las siete etapas de la demencia que pueden cambiar la vida, vamos a analizar cada una de las fases y ver qué implican en términos de síntomas, modo de diagnóstico, opciones de tratamiento y necesidades del paciente.

FASE 1: AUSENCIA DE DETERIORO COGNITIVO

En la primera fase de la demencia, tus seres queridos no muestran signos visibles que puedan estar asociados con cualquier enfermedad cerebral. Sin embargo, la invisibilidad de sus síntomas no se traduce a la inexistencia de la enfermedad.

En este momento, la enfermedad ya está presente en su cerebro. Sin embargo, se está desarrollando silenciosamente dañando y matando más células cerebrales. Pero, a pesar de la destrucción gradual en su cerebro, tu ser querido se comporta de forma normal y navega fácilmente a través de su vida diaria sin efectos negativos e interferencias.

Por lo general, la transición a la segunda fase puede tardar unos meses o varios años, dependiendo del tipo de demencia involucrada. Así, por ejemplo, si tu ser querido tiene la enfermedad de Alzheimer, el cual tiene una tasa de progresión muy lenta, su etapa de "sin deterioro cognitivo" podría durar de diez a veinte años. Sin embargo, con demencias rápidamente progresivas como la enfermedad de Creutzfeldt-Jakob, la primera fase puede tardar unos meses o aproximadamente un año en completarse. Sin embargo, no es imposible detectar el estado de demencia de tu ser querido en esta etapa temprana de su condición.

¿Alguna vez has oído hablar de la tomografía PET? Un PET es una *tomografía de emisión de positrones* (Bhargava, 2020). Es un tipo especial de imagen que permite a los expertos médicos ver lo que está sucediendo en una parte específica del cuerpo y cómo funcionan las células en esa área. La tomografía PET es más eficaz que otros estudios de imagen como tomografías, rayos X o resonancia magnética, ya que ayuda a los médicos a identificar pistas importantes o cambios corporales que muestran el desarrollo de una enfermedad progresiva tan discreta como la demencia (Bhargava, 2020).

Si a tu ser querido se le hace un PET dentro de la fase más temprana de su condición, hay una gran posibilidad de que éste le ayude a proporcionar un diagnóstico exacto y temprano. Tanto adultos jóvenes como mayores con antecedentes familiares de ciertos tipos de demencia que tienen altos factores de riesgo genético también pueden aprovechar la tomografía PET para obtener verificación temprana y saber si también han desarrollado la misma condición.

FASE 2: DETERIORO DE LA MEMORIA ASOCIADO CON LA EDAD

En esta fase, el daño cognitivo en el cerebro se ha elevado en cierta medida de una manera significativa. Por lo tanto, los pacientes con demencia comienzan a mostrar signos sutiles de su condición. Estos síntomas suelen estar relacionados únicamente con el deterioro de la memoria. Por ejemplo, podrían llegar a ser más olvidadizos y comenzar a poner sus pertenencias donde no van.

Sin embargo, estos síntomas tienden a hacer poco o ningún impacto, o cambios en el comportamiento y estilo de vida de la persona afectada. Desempeñan sus tareas diarias de forma independiente. Y en las ocasiones en las que tu ser querido incluso olvida los nombres de las personas, la ubicación de sus cosas, o los detalles de las conversaciones anteriores, siempre terminan recordando nuevamente. De hecho, estudios recientes han revelado que las personas que experimentan la fase 2 de demencia pasan fácilmente las pruebas de memoria durante su examen clínico por un médico (Gupta, 2022).

En última instancia, la mayoría de las personas son menos propensas a notar estos signos. Pero incluso, si alguien se da cuenta, ellos, e incluso los profesionales médicos, a menudo no entienden que tal deterioro de la memoria podría ser un signo de advertencia del desarrollo de demencia. En cambio, pueden asociar estos síntomas con el envejecimiento. Y basándonos en lo que aprendimos al explorar las diferencias entre los síntomas del envejecimiento normal y la demencia en el capítulo 1, también estarás de acuerdo en que nadie está equivocado en hacer tal asociación.

¿Recuerdas que mencionamos que la diferencia principal entre el deterioro de la memoria relacionado con la edad y la pérdida de memoria relacionado con la demencia es que los síntomas de la primera no interfieren con la capacidad de la persona afectada de vivir de una forma independiente? Así pues, es correcto concluir que los síntomas expuestos por los pacientes demenciales en esta segunda fase son signos específicos de deterioro de la memoria relacionado con la edad, ya que no causan ningún impacto negativo significativo en sus vidas.

FASE 3: DEMENCIA TEMPRANA O DE DETERIORO COGNITIVO LEVE

En esta etapa, la mayoría de los miembros de la familia y amigos cercanos finalmente comienzan a sospechar cuando una persona está sufriendo de algo más que los típicos efectos secundarios del envejecimiento. Como cuidador, notarás cambios significativos que muestran un ligero deterioro en las habilidades de pensamiento y razonamiento de tu ser querido.

Por ejemplo, tu ser querido tiende a tener dificultades para concentrarse en las tareas y puede hasta luchar para completar tareas desafiantes, especialmente en el lugar de trabajo. Sus intervalos de atención pueden verse seriamente deteriorados con el tiempo. Como tal, puede comenzar incluso a recibir quejas sobre su mal desempeño o deficiencia en un trabajo donde solía ser muy productivo.

Aun así, dentro de la tercera fase, recordemos que ya salen a relucir síntomas existentes del deterioro de la memoria. Sin embargo, en la fase 3, difícilmente podemos describir el deterioro de la memoria de un paciente con demencia como estar "relacionado con la edad".

Se vuelve un poco peor que los problemas normales de memoria asociados con el envejecimiento. Por ejemplo, podrás notar que su olvido se vuelve más frecuente de lo habitual.

El deterioro de la memoria en esta etapa todavía se clasifica dentro del rango menor (Hallstrom, 2022). Por lo tanto, puedes observar que tu ser querido sigue olvidando las citas programadas o los detalles recientes que le acaban de contar.

También tienden a desplazar sus pertenencias y cosas de valor sin recordar la ubicación durante mucho tiempo. Debido a este olvido constante, hacen numerosas preguntas sobre el mismo tema.

A pesar del deterioro cognitivo leve y los problemas de memoria, los pacientes con demencia todavía pueden vivir y realizar sus tareas diarias de forma independiente en la fase 3. Sin embargo, es muy importante que obtenga un diagnóstico del tipo exacto de demencia que afecta a tu ser querido. Con ese diagnóstico temprano, puedes ayudarle a comenzar su proceso de tratamiento lo antes posible.

También es una gran idea tener un diario para registrar los cambios notables diariamente del comportamiento de tu ser querido. Puedes incluso tratar de convencerle, que para reducir el estrés, debe retirarse de su trabajo y centrarse en actividades que mejoren su memoria y habilidades cognitivas.

Según estudios de investigación, la tercera fase de la demencia suele durar de 2 a 5 años, dependiendo del tipo de demencias involucradas (Gupta, 2022). Sin embargo, los mismos estudios han demostrado que es posible prolongar esos años y mantener los síntomas de demencia de la etapa 3 lo más leves posible. Como cuidador, la mejor manera de aprovechar una oportunidad tan increíble es asegurándose de que tu ser querido sea diagnosticado temprano y que reciba el tratamiento médico adecuado y la atención personal que necesite durante los primeros dos a cinco años de la fase 3.

FASE 4: DEMENCIA LEVE

Mientras que las fases del 1 al 3 se clasifican como las etapas pre-demencia, las fases 4 y 5 representan la demencia de etapa intermedia. Los síntomas de la memoria y el deterioro cognitivo en esta fase se vuelven peores y más definitivos que en la fase 3.

En esta fase de demencia leve, además de olvidar simplemente los nombres de personas y los detalles de conversaciones recientes, tu ser querido también es incapaz de recordar ciertos detalles personales. Los pacientes, durante esta etapa, tienen a veces dificultades para completar tareas que involucran una serie de pasos, como pagar facturas, usar el teléfono, cocinar, usar la aspiradora, o incluso el conducir. También se sienten ligeramente desorientados sobre el tiempo y lugar, y pueden tomar mucho tiempo para procesar y responder cada vez que alguien les dice algo. A veces, sus respuestas pueden incluso no estar relacionadas con el tema de la discusión.

Cuando se compara la gravedad de estos síntomas con los que se pueden ver en las fases del 1 al 3, la fase 4 indica que tu ser querido está empezando a perder su capacidad para gestionar una vida independiente (Gupta, 2022). Por lo tanto, es el mejor momento para comenzar a ofrecer el soporte que tanto necesita el paciente. Por ejemplo, le ayudarías con tareas domésticas y actividades intensivas como el conducir.

Es importante tener en cuenta que, si un miembro de la familia o un amigo ya está mostrando síntomas demenciales de fase 4, se le debe prohibir conducir un automóvil por su propia seguridad.

También deberás, como cuidador, atender a sus responsabilidades financieras y asegurarte de que nadie se aproveche de su deterioro cognitivo para estafarlos financieramente. También es aconsejable mantener registros de la progresión de su enfermedad en forma de diario. Esta grabación constante te ayudará como cuidador a rastrear los desencadenantes de su demencia y a comprenderlos mejor.

Sin embargo, los expertos médicos han revelado que es mucho más fácil diagnosticar cualquier demencia en esta fase porque los síntomas se están volviendo más definitivos y obvios. Por lo tanto, una tomografía PET puede que no sea necesario para un diagnóstico preciso porque un simple examen de estado mental puede revelar fácilmente si una persona tiene demencia y el tipo específico de demencia que el paciente tiene.

Sin embargo, es de máxima importancia para nosotros como cuidadores y miembros de la familia ser conscientes de nuestras relaciones con las personas que sufren de demencia. Esta precaución adicional es necesaria porque, en la fase 4, muchos pacientes demenciales a menudo luchan para ocultar sus angustias y el dolor a sus seres queridos. Por lo tanto, debemos ser vigilantes, cuidadosos y sutiles en ayudarles.

FASE 5: DEMENCIA MODERADA

En esta etapa intermedia, las personas que viven con demencia requieren un mayor grado de asistencia y cuidado que lo que se les administró durante la fase 4 (Hallstrom, 2022). Aunque los pacientes con demencia pueden ser capaces de satisfacer algunas necesidades básicas como el comer, beber, usar el baño, o bañarse de forma independiente; por desgracia, en esta etapa de su vida, la mayoría ya han perdido una cantidad significativa de capacidades de funcionamiento cognitivo.

Por supuesto, la pérdida de memoria y el deterioro cognitivo se vuelven peores que en la fase 4. Además de olvidar los detalles personales sobre sí mismos, las personas que viven con demencia fase 5 también comienzan a olvidar gradualmente su historia personal y los nombres y rostros de sus familiares y amigos. Sin embargo, el olvido, en este caso, todavía es menor, ya que eventualmente siempre terminan reconociendo a las personas más cercanas a ellos.

También desarrollan síntomas más complicados que se centran en el tiempo y lugar de la desorientación. Así, por ejemplo, observarás que los seres queridos demenciales no pueden tener el sentido del lugar en que se encuentran actualmente, o qué hora o día es, o en qué temporada se encuentran al momento. Esta vez la desorientación les hace sentirse frustrados, y confundidos al elegir la ropa diaria. Sin ayuda, tu ser querido podría elegir ropa de verano durante las estaciones de nieve y frío. Además, los pacientes demenciales de la fase 5 también tienden a perderse de camino a lugares que antes les eran familiares.

Entonces, ¿qué tipo de ayuda y asistencia le puedes proporcionar a tu ser querido durante esta fase? El paso de apoyo más importante es la de asegurarte de que está recibiendo el tratamiento adecuado para ralentizar el deterioro cognitivo que está ocurriendo en su cerebro.

Sin embargo, en cuanto a su autocuidado personal, necesitas encontrar soluciones eficaces para ayudarle a elegir la ropa adecuada sin hacer que pierda su sentido de independencia. Por lo tanto, en lugar de ofrecerle ayuda mientras atacan su armario en confusión y frustración, puedes seleccionar y prepararle la ropa antes de que se despierte en la mañana.

También puedes ayudar a mejorar la memoria de tu ser querido al animarle a hacer preguntas o a contar historias. Los estudios clínicos han demostrado que es bastante difícil para los pacientes demenciales recordar detalles - personales o no - cuando son confrontados o se les pregunta algo directamente. Sin embargo, tienen una imaginación aguda con la que cuentan historias. A medida que escuchas algunas de estas historias, realizarás que tu ser amado todavía está consciente de ciertos hechos sobre sí mismo(a) y sobre su historia.

Cuando olvidan los nombres de las personas o los detalles de una conversación reciente, siempre debes recordarle en un tono suave y tranquilizador. Hacer esto le ayuda a sentirse más aceptado, menos juzgado y menos frustrado.

FASE 6: DEMENCIA MODERADAMENTE SEVERA

Cuando la condición de tu ser querido se desarrolla en esta etapa posterior de la demencia, exhiben síntomas graves que requieren supervisión constante, asistencia y cuidado (Gardner, 2021).

En la fase 5, mencionamos que los pacientes con demencia aún pueden cuidar de sus necesidades personales, como comer e ir al baño. Sin embargo, en esta etapa, pierden completamente su capacidad para realizar cualquier tarea de forma independiente. Como tal, dependen de tu ayuda para alimentarlos, vestirlos, e incluso moverse de un lugar a otro.

Supongamos que tu ser querido está experimentando la demencia con cuerpo de Lewy o la enfermedad de Parkinson. En ese caso, van a sufrir de intensa rigidez muscular y problemas de equilibrio y coordinación durante la sexta fase de su condición.

Además del deterioro del estado de su memoria y el cognitivo, los pacientes demenciales de la fase 6 también experimentan cambios drásticos en la personalidad y las emociones. Por ejemplo, exhiben alucinaciones y comportamientos delirantes como pretender ver u oler cosas que no están presentes en su entorno, fingir hablar con gente cuando están solos, prepararse para ir al trabajo cuando realmente se han retirado de su trabajo, o ser paranoico de que su cuidador está tratando de hacer algo perjudicial contra ellos.

Tu ser querido encontrará muy difícil reconocer tu rostro o recordar tu nombre como su cuidador principal, cónyuge, o hijo. Como tal, podrás ver que se vuelven fácilmente ansiosos y agitados cuando tú, u otros miembros de la familia, se acercan a ellos. En respuesta, a menudo muestran comportamientos violentos y agresivos para resistir cualquier ayuda.

Pero, no importa lo hostil que tu ser querido pueda llegar a ser debido a su condición, hay varias estrategias eficaces que aún puedes aprovechar para ofrecerle el mejor tipo de ayuda. Una vez más, el obtener la suficiente atención médica para tu ser querido es la ayuda más importante que le puedes ofrecer. Las evaluaciones médicas regulares son aún más cruciales en esta etapa porque su sistema inmunológico se debilita.

Varios estudios han demostrado que un porcentaje significativo de los pacientes demenciales no sobreviven la fase 6 debido a su frágil sistema inmunológico porque los hace vulnerables a infecciones potencialmente mortales como la neumonía (Alzheimer's Society, 2022). Según los expertos médicos, esta etapa tiende a durar un promedio de uno a dos años (Ivy Palmer Live-in-Care, 2021).

No obstante, también puedes tratar de sentirte más unido a tu ser querido leyéndole, involucrándote en actividades que encuentren divertidas, o incluso mirando fotos antiguas con ellos. También necesitas dominar el arte de la calma y la paciencia. Tu comportamiento relajado puede ayudar a estabilizarlos emocionalmente si puedes mantenerte en calma cada vez que su ser querido lanza comportamientos violentos o se deprime.

FASE 7: DEMENCIA SEVERA O AVANZADA

Esta etapa final es, sin duda, el punto más crítico de la condición demencial de una persona. Tu ser querido pierde cualquier poco control que pueda tener sobre su cerebro y partes del cuerpo. Los pacientes ya no son conscientes de su entorno ni de lo que les está sucediendo. Así pues, recae sobre su cuidador primario la responsabilidad de pensar en su nombre. Este razonamiento podría ser en términos de cuándo y qué comen y beben, o cuando tienen que ir al baño. Idealmente, los alimentos suaves y fáciles de tragar son los únicos tipos de comidas que las personas demenciales de fase 7 pueden consumir.

Sus habilidades motoras y la capacidad de hablar también sufren pérdidas severas. Y lo menos que pueden hacer es pronunciar sonidos o palabras incoherentes. Necesitan ayuda para sentarse e incluso para abrir la boca para alimentarse. Y sus momentos de depresión o bajo estados de ánimo se vuelven también más frecuentes y severos.

Basándose en la gravedad de los síntomas que acabamos de resaltar, estarás de acuerdo en que cualquier persona que viva con demencia en la fase siete requerirá, no solo de supervisión y cuidados especiales las veinticuatro horas del día, sino también de ayuda profesional. Por lo tanto, no importa cuánto desees cuidar a tu ser querido en la casa, la mejor decisión durante esta fase es el obtener apoyo profesional que podría recibir de diferentes formas (Gardner, 2021).

Toda la familia podría trasladar al paciente a una casa de enfermería que pueda ofrecer atención profesional de calidad las 24 horas del día. Sin embargo, si deseas que tu ser amado reciba el mismo cuidado profesional durante todo el día dentro del confort de su hogar, puedes contratar un cuidador que viva en la casa o una enfermera privada. Esta opción te permitirá estar más involucrado(a) en el cuidado de tu ser amado. Sin embargo, cualquiera de las dos opciones está bien, siempre que el paciente reciba todo el cuidado profesional que necesita.

Y ahí lo tenemos: las siete fases críticas a través de las cuales progresa cada tipo de demencia. Obviamente, el tener un entendimiento claro de las siete fases demenciales influye significativamente el nivel de tu conocimiento y comprensión de la condición de tu ser querido, como también en cómo te desempeñas como su cuidador. También debemos tener en cuenta que se necesita mucha observación y atención para notar verdaderamente cuando el ser querido trasciende de una etapa a otra. Por tanto, registrar constantemente los detalles de los cambios de comportamiento de tu ser querido en un diario es la forma más fácil y rápida de notar cualquier cambio en sus etapas de demencia.

TRATAMIENTOS DISPONIBLES PARA LA DEMENCIA

> "Si quieres que los demás sean felices, practica la compasión. Si quieres ser feliz, practica la compasión."
>
> – Dalai Lama

Ya sabes que actualmente no hay cura para la demencia. Sin embargo, la buena noticia es que los investigadores han desarrollado varias alternativas de tratamiento para mejorar la calidad de vida del paciente, incluso frente a una enfermedad tan crítica como la demencia.

Estas alternativas de tratamiento han sido probadas clínicamente y han demostrado ser muy eficaces en ralentizar la progresión del deterioro cognitivo, la pérdida de memoria y otros síntomas asociados con la demencia.

Sin embargo, antes de examinar estas alternativas eficaces de tratamiento, debes entender que el primer paso, y el más crítico, de esta jornada de tratamiento consiste en obtener un diagnóstico exacto del tipo de demencia de tu ser querido de parte de un experto médico.

La mayoría de los cuidadores a menudo subestiman el valor del diagnóstico y comienzan a obtener y aplicar tratamientos para sus seres queridos por su propia cuenta. Sin embargo, los expertos médicos han sostenido que tal negligencia podría dañar enormemente a los pacientes afectados y conducir a una deterioración de su salud mental y física más rápidamente.

Por lo tanto, antes de empezar a pensar en opciones de tratamiento para tu ser querido, lo mejor sería averiguar primero el tipo exacto de demencia que le afecta. No importa cuán observador y crítico seas, es casi imposible que puedas hacer un diagnóstico exacto. De hecho, estudios han demostrado que una sola prueba no puede dar un diagnóstico preciso de demencia (Mayo Clinic, 2021).

Los expertos médicos realizan diferentes exámenes, incluyendo el escaneo cerebral, pruebas de laboratorio y evaluaciones neurológicas y psiquiátricas, para llegar al diagnóstico correcto. En gran medida, el éxito de cualquier plan de tratamiento comienza con un diagnóstico profesional temprano.

Ya que comprendemos la importancia del diagnóstico antes del inicio de cualquier tratamiento de demencia, la pregunta siguiente a explorar es: ¿Cuáles son estas alternativas eficaces para el tratamiento de demencia?

Los investigadores han desarrollado tres categorías principales de tratamiento para tratar los síntomas de demencia. Estos incluyen medicamentos, terapias, y remedios de estilo de vida. Así pues, analicemos ahora cada una de estas categorías.

MEDICAMENTOS PARA LA DEMENCIA

Después de innumerables investigaciones y exámenes clínicos en las últimas décadas, los investigadores han desarrollado con éxito ciertos medicamentos para ayudar a ralentizar y manejar los diversos problemas de memoria, físicos, cognitivos y emocionales asociados con la demencia. Sin embargo, debido a la popularidad de la enfermedad de Alzheimer sobre otros tipos de demencia, la mayoría de estos medicamentos se han diseñado específicamente para los pacientes con Alzheimer. Pero, los expertos médicos han confirmado que a veces prescriben algunos de estos medicamentos para tratar también otros tipos de demencia (Mayo Clinic, 2022).

Los Administración de Alimentos y Medicamentos de los Estados Unidos ha aprobado dos categorías principales de medicamentos contra el Alzheimer. Estos incluyen fármacos que están diseñados para retrasar la progresión de la demencia y medicamentos que ayudan a mitigar temporalmente los síntomas de la demencia cognitiva, como la pérdida de memoria, el razonamiento y los problemas de pensamiento.

MEDICAMENTOS PARA ALZHEIMER QUE RETRASAN LA PROGRESIÓN DE LA ENFERMEDAD

- **Aducanumab (Aduhelm)**

Este medicamento es el medicamento más recientemente aprobado para la enfermedad de Alzheimer. Pero hay que dar unos pasos hacia atrás para entender cómo funciona. Recuerda que al discutir el desarrollo de Alzheimer en el capítulo 2, mencionamos que su causa principal es una proteína tóxica llamada *beta amiloide*, que se acumula a niveles anormales en el cerebro y termina matando sus células. La muerte de estas células cerebrales puede conducir a un deterioro gradual en el funcionamiento cognitivo y la incapacidad de recordar cosas (pérdida de memoria).

Sin embargo, cuando el medicamento Aducanumab se introduce en el cuerpo de tu ser querido, ataca y detiene la acumulación progresiva de estas placas amiloides. De este modo, reduce gradualmente sus niveles anormales. Al hacerlo, el medicamento permite lentamente restaurar la comunicación entre las células nerviosas del cerebro que las placas amiloides interrumpieron (Melinosky, 2022).

Para realizar correctamente las funciones que acabamos de enfatizar, Aducanumab a menudo causa hinchazón y sangrado en ciertas áreas del cerebro, creando así varios efectos secundarios en pacientes con demencia. Algunos de estos efectos incluyen dolores de cabeza, náuseas, desafíos de visión, mareos, o confusión (Alzheimer's Association, 2021).

MEDICAMENTOS PARA ALZHEIMER QUE MITIGAN LOS SÍNTOMAS DE DEMENCIA COGNITIVA

- **Inhibidores de Colinesterasa**

Estos inhibidores actúan previniendo la ruptura o la disminución de un mensajero químico específico llamado acetilcolina (Mayo Clinic, 2021). Este mensajero químico es esencial para mantener el equilibrio emocional (estado de ánimo personal), así como para mantener la capacidad de recordar (memoria) y aprender (habilidades del aprendizaje), cualidades que son severamente afectadas por la progresión de la demencia. De este modo, al prevenir la ruptura de la acetilcolina, los inhibidores de la colinesterasa retrasan el empeoramiento de varios síntomas demenciales relacionados con la memoria, las emociones y el aprendizaje.

Actualmente, la Administración de Alimentos y Medicamentos de los Estados Unidos (FDA) ha aprobado sólo tres medicamentos importantes como inhibidores de la colinesterasa tales como Donepezilo (Aricept), Rivastigmina (Exelon) y Galantamina. (Razadyne).

Aunque los inhibidores de la colinesterasa generalmente se administran a personas que viven con la enfermedad de Alzheimer de fase 2 al 5, no es completamente tolerable pues, a veces, producen efectos secundarios desagradables. Algunos efectos secundarios son la disminución o pérdida de apetito, regurgitación (nauseas) y vómitos, y el aumento de los movimientos intestinales (Alzheimer's Association, 2021).

- **Reguladores de Glutamato (Memantina)**

Al igual que los inhibidores de la colinesterasa, los reguladores de glutamato también atacan un compuesto químico en el cerebro llamado glutamato. El glutamato es un neurotransmisor (mensajero) que desempeña un papel crucial en la regulación de diferentes procesos cerebrales, incluyendo la memoria, el lenguaje, el juicio y el razonamiento (Alzheimer's Association, 2021). Por tanto, al regular la actividad de este mensajero químico importante, los reguladores de glutamato permiten que el cerebro comience a procesar la información adecuada y gradualmente. Este efecto, previene a su vez el empeoramiento de los síntomas relacionados con los procesos cerebrales regulados por el glutamato.

Los estudios de investigación han revelado que la memantina (el principal fármaco de esta categoría), ofrece resultados de tratamientos efectivos a pacientes con demencia de las fases del 2 al 6. Sin embargo, este tratamiento a menudo viene a costa de varios efectos secundarios tales como las náuseas, los dolores de cabeza, como la migraña, el estreñimiento y los mareos.

TRATAMIENTOS PARA LA DEMENCIA

A pesar de los efectos eficaces que los medicamentos que acabamos de analizar podrían tener en el bienestar de tu ser querido demencial, no podemos ignorar cuán críticos pueden ser algunos de sus efectos secundarios. En algunos casos, la gravedad de la condición de un paciente puede incluso impedir que se utilicen estos medicamentos. Por lo tanto, los expertos médicos a menudo recomiendan que los pacientes demenciales se traten primero utilizando estrategias no farmacéuticas tales como terapias y remedios de estilo de vida (Weill Institute for Neuroscience, 2021).

Aunque puede que estos métodos de tratamiento no sean tan eficaces como los medicamentos, éstos causan o tienen poco o ningún efecto secundario en el estado mental y físico de tu ser querido.

A continuación, tenemos algunos de los tipos de terapia más eficaces recomendados para los pacientes demenciales.

- **Terapia de Estimulación Cognitiva (TEC)**

Según el Instituto Nacional de Excelencia Clínica, el tipo de TEC es el tratamiento no farmacológico más eficaz para la demencia (Lifted Team, 2021). TEC es un programa de terapia estructurada que ayuda principalmente a los pacientes en las fases 2 al 5.

Entonces, ¿cómo funciona?

Cuando tu ser querido comienza la terapia de estimulación cognitiva, se le introduce a un grupo de cinco a ocho pacientes demenciales. El grupo se reúne al menos 14 veces y se les involucra en discusiones y actividades derivadas de un tema específico predeterminado: comida, dinero, infancia o política, por ejemplo. Pero los miembros del grupo necesitan la ayuda de un facilitador para tener estas discusiones y actividades. Por lo tanto, siempre hay un profesional bien entrenado que dirige estas discusiones y actividades, y ayuda a crear un ambiente de apoyo y amistad para todos.

Las discusiones y actividades están diseñadas para ser divertidas para los participantes y al tiempo para ayudarles a mejorar sus habilidades cognitivas, la memoria y las habilidades lingüísticas. Por ejemplo, si el tema de esta semana se centra en la comida, los participantes podrían tener que compartir detalles sobre sus comidas favoritas y por qué las prefieren, etc. El grupo entero también podía participar de juegos o canciones centradas en la comida.

En la mayoría de los casos, las sesiones de TEC tienen lugar en centros de envejecimiento y memoria o asilo de ancianos. Pero también podría ocurrir en una configuración individual.

- **Terapia de Orientación a la Realidad (TOR)**

Al igual que la TEC, la Terapia de Orientación a la Realidad puede ser especialmente eficaz para personas con demencia en las etapas 2 a 5. Esta implica un enfoque basado en la conversación con tu ser querido donde se le presenta información factual sobre su historia personal, fechas, lugares, eventos recientes, o incluso los nombres de las personas y las relaciones con esas personas.

Te estarás preguntando si estos detalles se les leen a los pacientes, palabra por palabra. ¡No! El terapeuta entrenado incorpora inteligentemente la información cuando conversa aleatoriamente con el paciente. Así, al utilizar la herramienta de la interacción social para proporcionar a los pacientes demenciales recuerdos sutiles sobre su realidad actual, esta terapia tiene como objetivo sacarlos sutil y gradualmente de su estado desorientado y confuso.

A veces, a medida que el paciente internaliza la información sobre su realidad actual, se desafía su sentido del pensamiento y el razonamiento. Por lo tanto, sus recuerdos también pueden ser desencadenados. Como puedes ver, la TOR es verdaderamente una terapia multi-beneficiosa. Al mismo tiempo, aunque gradualmente, aborda los síntomas comunes de la demencia como el deterioro de la memoria, el declive cognitivo, la desorientación del tiempo y el lugar, e incluso los problemas de interacción social.

Sin embargo, la compasión, la calma y la ternura son los elementos centrales que todo terapeuta de orientación a la realidad debe ejercer para lograr resultados exitosos con sus pacientes. A veces, tu ser querido puede estar tan profundamente arraigado en su falsa realidad de que siempre estará en desacuerdo con los sutiles recordatorios de la realidad presentados durante sus sesiones de terapia. En tales casos, es mejor dejar de tratar de orientarlos y, en cambio, unirse a ellos en la discusión de esa falsa realidad en la que creen firmemente. Usando esa experiencia, se puede desarrollar una forma más compasiva de incorporar esos hechos a sus conversaciones causales.

- **Terapia de Reminiscencia**

Los estudios han demostrado que incluso cuando las personas con demencia pierden contacto con su realidad actual y conciencia sobre sí mismos, todavía logran mantener sus recuerdos más queridos. Este hecho sirve como base para la terapia de reminiscencia.

Es un enfoque de tratamiento no farmacológico que emplea diferentes materiales sensoriales estimulantes y experiencias para ayudar a los pacientes con demencia a recordar memorias de personas, eventos y lugares (Samuels, 2021). Esta terapia se diferencia del resto porque tu ser querido no se enfrenta directamente a recordar ciertas memorias. Así que en lugar de hacerle preguntas directas como "¿Te acuerdas dónde creciste? ¿A qué escuela primaria fuiste?", el objetivo de la terapia de reminiscencia es permitir que esos recuerdos surjan en su mente de forma natural.

Pero ¿cómo es que esa memoria mágica debería resurgir si no se les presiona? Se emplean materiales como fotografías, música, fragancias, o incluso el probar alimentos para estimular sus sentidos como la vista (visión), olor (olfatorio), sonido (auditivo), sabor (gusto), o el tocar (táctil), según sea el caso (Eldercare Alliance, 2017). Con la estimulación correcta, esos recuerdos ocultos seguramente resurgirán.

Pues bien, así es como sería una sesión típica de terapia de reminiscencia. El terapeuta involucra a tu ser querido en conversaciones casuales para que se sienta cómodo. A medida que interactúan, el terapeuta muestra algunas fotos familiares y las repasa con sus pacientes. Aunque puede que no ocurra en el primer intento, el sentido de la vista de tu ser querido se estimula y suscita los recuerdos de las personas en esa foto o los eventos que llevaron a esa foto. En consecuencia, podrían entrar en un estado de ánimo narrativo y comenzar a relatar lo que sucedió antes, durante y después de las fotos y las otras personas en ellas.

En otros casos, la estimulación sensorial y la memoria pueden resultar del escuchar sus canciones favoritas de la infancia o ver objetos valiosos de su pasado. Pero a pesar del tipo de técnicas o materiales sensoriales empleados en el proceso de memoria, la terapia de reminiscencia se centra en explorar los recuerdos positivos de los pacientes demenciales.

Al recordar sus mejores y más positivos recuerdos, tu ser querido desarrolla sentimientos positivos de felicidad y confianza en sus habilidades (Samuels, 2021). También conservan su sentido de identidad a pesar de su enfermedad.

- **Terapia Ocupacional**

En la terapia ocupacional, primero se evalúa al paciente para determinar sus dificultades específicas, necesidades, factores de riesgo potenciales, actividades favoritas e intereses.

Usando la información recopilada de esta evaluación, el terapeuta desarrolla un plan eficaz de técnicas nuevas que se puede adoptar para ayudar al paciente a mejorar su memoria y función cognitiva durante el mayor tiempo posible (Wilson, 2019). Estas técnicas podrían incluir la comunicación, la mejora de la memoria, o la planificación rutinaria. Un terapeuta ocupacional podría incluso recomendarle a tu ser querido que participe también de cualquiera de los otros tipos de terapia que hemos examinado anteriormente.

Además, el terapeuta te informará y te ayudará a obtener el equipo correcto que reduce las dificultades que enfrenta tu ser querido. Por ejemplo, supongamos que el paciente está luchando con problemas de movilidad. El terapeuta puede ayudarle a obtener la silla cómoda correcta o una silla de ruedas para reducir la rigidez muscular o las luchas de coordinación.

En última instancia, el terapeuta ocupacional trabaja junto a los cuidadores y familiares del paciente demencial para mejorar su bienestar físico y mental.

REMEDIOS DE ESTILO DE VIDA PARA LA DEMENCIA

El ser diagnosticado con demencia es un acontecimiento que cambia la vida de cualquier persona, ya sea joven o viejo. Por lo tanto, además de los medicamentos y terapias adoptadas para gestionar sus síntomas de manera eficaz, se espera que los cuidadores de personas con demencia también introduzcan ajustes cruciales en el estilo de vida de sus seres queridos.

Estudios clínicos recientes han revelado que estos ajustes de estilo de vida mejoran significativamente la eficacia de los medicamentos y terapias, no importa lo pequeño que parezcan. A continuación, tenemos algunos remedios de estilo de vida que, como cuidador(a) puedes adoptar para mejorar el bienestar mental y físico de su ser querido.

- **Planificación de Rutinas**

Crear un plan de rutina estable para tu ser querido, desde las primeras etapas de su diagnóstico, es un remedio de estilo de vida increíble que luego se vuelve aún más significativo.

Las rutinas diarias permiten a las personas con demencia navegar por sus vidas con un mejor sentido del orden (American Seniors Housing Association, 2021). Mientras más consistentes sean practicando estas rutinas, mejor estarán en predecir cómo deberían pasar cada hora de sus días.

Por lo tanto, incluso cuando pierden su orientación del tiempo y del día, o su capacidad para hacer tareas cotidianas, todavía son conscientes del orden en que siguen sus actividades diarias. Tal estabilidad les da una sensación de independencia y los hace menos frustrados y agitados. En última instancia, cuando tu ser querido permanece menos agitado, hace que tu trabajo como cuidador sea más fácil.

. . .

- **Dieta adecuada**

Consumir variedades equilibradas de alimentos y bebidas saludables es necesario para cada paciente demencial. Su nutrición es tan importante como sus medicamentos y terapias. La nutrición adecuada ayuda a controlar los síntomas de pérdida de peso. También mejora la fuerza muscular de los pacientes y hace que los huesos sean menos susceptibles a problemas de movilidad.

Los alimentos saludables esperados en una dieta ideal para los pacientes demenciales incluyen proteínas magras, verduras, granos enteros, frutas y productos lácteos bajos en grasa (Alzheimer's Association, 2021). También es importante eliminar alimentos específicos con alto contenido de azúcar refinado, sodio (sal) y grasas saturadas de la dieta de tu ser querido para lograr resultados eficaces.

A pesar de los beneficios poderosos de una nutrición adecuada, no podemos ignorar que, a medida que progresa la condición de tu ser querido, es probable que haya cambios significativos en sus preferencias alimentarias y apetito. Por lo tanto, debes ser flexible con sus opciones de comida. Comer con ellos también puede ayudar a mejorar su apetito. A veces, pueden tardar hasta una hora en terminar de comer. En estos casos, hay que tener paciencia con ellos. Durante las etapas posteriores de demencia, donde tu ser querido pierde el control sobre su cerebro y cuerpo, es importante asegurarse de que reciban su comida en el momento correcto y a la temperatura normal.

- **Ejercicios Ligeros**

En el capítulo 1, mencionamos el ejercicio como una forma efectiva de reducir el riesgo de desarrollar demencia en adultos mayores. Sin embargo, también es útil en la mitigación de los síntomas graves en pacientes demenciales. Aunque pueda que los pacientes de mayor edad no sean capaces de realizar ejercicios de alta intensidad, aún se pueden aprovechar de algunos ejercicios moderados o de baja intensidad. Estos ejercicios podrían ser tan simples como el estiramiento y movimientos de equilibrio mientras están sentados, o ejercicios aeróbicos más intensos como caminar, pasear en bicicleta, nadar o incluso bailar.

La investigaciones médicas han demostrado que estas actividades físicas son bastante eficaces para mejorar ciertos síntomas de demencia, como la rigidez muscular, el equilibrio y los problemas de coordinación.

Más allá de lo físico, estos estudios también han demostrado que el ejercicio puede ser muy útil en la mejora del funcionamiento emocional y cognitivo de las personas demenciales. Ciertamente ayuda a hacerlos menos inquietos y agitados.

Con esta nota positiva, cerraremos este capítulo. Sin embargo, debes entender que cada medicamento, terapia o remedio de estilo de vida discutido en este capítulo no cuenta como consejo médico, sino solamente como información para ayudarte a obtener más información sobre la condición de tu ser querido.

Como tal, un médico cualificado siempre debe ser tu única fuente de asesoramiento médico y fuente de recomendación. Con su guía, seguramente encontrarás los mejores y más eficaces medicamentos y tratamientos no farmacéuticos para mejorar la calidad de vida de tu ser querido, incluso con su condición demencial.

COMPRENDIENDO LA PERSPECTIVA DEL PACIENTE

> "El ser cuidador nos llama a apoyarnos en el amor que no sabíamos que era posible."
>
> – Tia Walker

Hasta ahora, sólo hemos examinado la dinámica de la demencia desde una perspectiva más general: los hallazgos de los investigadores o las explicaciones de los expertos médicos. Sin embargo, el hecho más importante que necesitamos entender como cuidadores es que cada paciente experimenta la demencia de manera diferente. También debemos considerar la perspectiva de nuestro ser querido sobre la experiencia de demencia. El adquirir tales conocimientos, específicamente desde el punto de vista del paciente, es mucho más eficaz para ayudarte a proporcionar los cuidados más adecuados y efectivos para el paciente demencial.

CAMBIOS DE PERSONALIDAD

En los capítulos anteriores, explicamos que los cambios en la personalidad y el comportamiento son los síntomas principales comunes de todos los tipos de demencia. Para algunos tipos de demencia, estos cambios ocurren en las etapas iniciales, pero para otros, podría ser una transformación más repentina que ocurre mucho más tarde. Sin embargo, cuando tu ser querido comienza a actuar fuera de su carácter habitual, la verdad sigue siendo que estos cambios de personalidad no se desarrollan de la nada. Ciertos factores conducen a tal desarrollo.

Pero antes de examinar esos factores, entendamos primero la conexión entre la personalidad y los comportamientos, y cómo se relaciona con demencia. Como seres humanos, nuestra personalidad refleja la esencia de quiénes somos, desde nuestras creencias y valores hasta nuestros rasgos personales y características emocionales. Sin embargo, nuestro comportamiento, que es cómo actuamos en el exterior, proviene de nuestra personalidad inherente. Veamos entonces un ejemplo para ilustrar cómo funciona esta conexión.

Desde que puedes recordar, tu madre siempre ha tenido una personalidad gentil. Como tal, siempre habla en un tono fresco y nunca le levanta su voz a nadie. Es probable que hayas observado cómo su carácter forma su comportamiento.

Sin embargo, cuando la demencia ataca, fuerza un cambio significativo en la forma en que sus víctimas se ven a sí mismas, su patrón de pensamientos y sus sentimientos emocionales. Lo que pasa en el interior siempre se refleja en el exterior. ¡Exactamente! Así, debido a los cambios en su personalidad inherente, las personas con demencia comienzan a hacer cosas y actuar de maneras que son bastante diferentes de su "viejo yo". Descubramos ahora qué factores y condiciones contribuyen a los cambios de personalidad en los pacientes demenciales.

¿POR QUÉ LOS PACIENTES DEMENCIALES SON DIFERENTES DE "SU VIEJO YO"?

- **El Miedo**

El deseo común de las personas es el ser capaz de envejecer graciosamente con buena salud y rodeado de la familia. Sin embargo, el mero momento del diagnóstico de demencia derrumba todo ese sueño.

El miedo es generalmente la primera reacción de los adultos mayores después de su diagnóstico de demencia. Debido a que han visto, oído o leído acerca de cómo la demencia transforma la vida de las personas para lo peor, no pueden dejar de tener miedo de lo que el futuro les espera, y los pensamientos negativos fácilmente se infiltran en sus mentes.

La mayoría de las personas no son conscientes de lo complejo y poderoso que puede ser el miedo, pero esta única emoción puede transformar negativamente el proceso de pensamiento de tu ser querido. Se roba su paz interior, y el caos que están sintiendo internamente podría hacer que actúen de manera diferente y completamente fuera de carácter. Por lo tanto, el miedo podría llevar, por ejemplo, a tu madre, que siempre había tenido una personalidad gentil y nunca había alzado su voz a nadie, a comenzar de repente a gritar, e incluso a maldecir, a la gente.

- **El Dolor**

La mayoría de las personas suponen que, porque la demencia afecta principalmente al cerebro, no puede causar dolor físico. Sin embargo, el estreñimiento, los problemas musculares, y las infecciones del tracto urinario son condiciones físicas comunes que los pacientes demenciales experimentan (Weill Institute for Neurosciences, 2021). Pero no importa lo mucho que conozcamos y amemos a nuestros familiares y amigos que reciben el diagnóstico de demencia, nunca podremos comprender los dolores físicos y mentales que ellos experimentan a diario.

Durante las primeras etapas, aún pueden comunicar cómo se sienten. Sin embargo, pierden esa capacidad a medida que progresa su condición. En consecuencia, el hecho de que tu ser querido no pueda ni compartir su dolor, ni hacer que nadie los entienda, podría hacerles enojar, volverse fácilmente irritados, violentos o solitarios.

- **Frustración por la Pérdida de la Independencia y el Autocontrol**

Los seres humanos son naturalmente seres egoístas que aman tomar el control de sus vidas. Sin embargo, ser diagnosticado con demencia priva automáticamente a tu ser querido de su independencia y autocontrol. Dado que han vivido la mayor parte de su vida sin depender de nadie, el ver que otras personas toman las riendas de su vida, les enfada. En gran medida, es el hecho de que necesitan buscar la ayuda de alguien para hacer incluso la mayoría de las cosas que les hacen sentir débiles e incapaces. Esa pérdida de independencia y autocontrol también afecta negativamente a su autoestima.

Como tal, llegan al tal punto donde se todo se vuelve muy frustrante y doloroso. Así, tratan de recuperar su independencia resistiendo cualquier ayuda, no importa cuán necesitados estén. En la mayoría de los casos, recurren a la violencia y la agresividad para resistir lo que consideran la toma de su vida.

- **El Medio Ambiente**

Muchos pacientes demenciales se vuelven altamente sensibles a los factores ambientales a medida que progresa su condición. Esta hipersensibilidad puede ser en términos de sonido, luz, olor, o textura. Podrás notar que tu ser querido comienza a quejarse o reaccionar negativamente en un entorno que antes era su favorito.

Por ejemplo, a tu marido le podría haber gustado leer en el balcón de tu casa, la cual está muy cerca de la carretera principal. Sin embargo, su demencia le hizo hipersensible a los sonidos fuertes. Este nuevo desarrollo le hará reaccionar automáticamente de una forma negativa ante su antiguo lugar favorito, y cualquier intento de hacerle salir al balcón, incluso para tomar aire fresco, podría terminar muy mal. También es probable que la persona demencial se comporte de manera diferente en una habitación donde hay personas haciendo ruido o donde hay música fuerte, o el sonido de un televisor.

- **Condiciones Mentales**

En los capítulos anteriores, mencionamos cómo los pacientes demenciales experimentan delirios y alucinaciones, especialmente durante las etapas medias y posteriores de su condición. Estas dos condiciones contribuyen en gran medida a los cambios de personalidad y comportamiento experimentados por los pacientes. Debido a que constantemente creen, ven, huelen, gustan, u oyen cosas que no están presentes o son irreales, tu ser querido, al sufrir de demencia, se encuentra en una realidad diferente a la tuya.

Este cambio en la realidad también conduce a un cambio correspondiente en su personalidad y comportamiento. Mientras está atrapado en su realidad delirante, el paciente se confunde fácilmente y se asusta porque ve a todos, incluyéndote a ti, el cuidador principal, como una amenaza para él o ella. Por lo tanto, cuando las personas se acercan o intentan ayudarles, reaccionan de manera diferente y negativamente en la mayoría de los casos. Además de delirios y alucinaciones, los pacientes con demencia también experimentan síntomas graves de depresión y ansiedad.

Esta enfermedad mental también tiende a tener efectos poderosos en su personalidad y comportamiento. Pueden llegar a ser agresivos, irritables y tienen dificultades para controlar sus emociones. También pueden experimentar confusión y desorientación.

- **Medicamentos**

Recordarás que, en el último capítulo, examinamos varios medicamentos aprobados para la demencia, cada uno de los cuales tenía sus efectos secundarios. Algunos de ellos incluyen confusión mental, dolores de cabeza, mareos y somnolencia. Tales efectos pueden cambiar la personalidad y el comportamiento de tu ser querido, atenuando su espíritu y produciéndoles mayor dolor. Como forma de lidiar con esos inconvenientes, algunos pacientes se vuelven inquietos o toman un interés obsesivo en algo que puede mantenerlos distraídos. Incluso podría hacerles más activos sexualmente de lo que eran antes de su diagnóstico.

CAMBIOS EN EL COMPORTAMIENTO DE PACIENTES DEMENCIALES

Ahora que hemos comprendido los factores y condiciones que hacen que nuestros seres queridos actúen de manera diferente después de su diagnóstico, nuestra próxima tarea es la de explorar algunos de los cambios de comportamiento más comunes que los pacientes demenciales tienden a mostrar. Desafortunadamente, la mayoría de los cuidadores en la comunidad demencial tienden a creer que estos comportamientos son sólo desafiantes para ellos. Sin embargo, al analizar estos cambios de comportamiento desde la perspectiva del paciente, entenderemos que nuestro querido no está simplemente tratando de actuar difícil. Más bien, esos comportamientos son tan desafiantes para ellos como para los cuidadores.

COMPORTAMIENTOS REPETITIVOS

A medida que la condición del paciente progresa, la mayoría de los pacientes demenciales comienzan a decir y hacer cosas repetidamente, y a menudo parece que han perdido el control. Estos comportamientos repetitivos podrían incluir: hacer la misma pregunta, una y otra vez, murmurar la misma palabra o frase varias veces, buscar constantemente en su cartera o billetera, inquietarse, subir y bajar la cremallera de sus chaquetas, y aletear las manos o agitar el cuerpo.

Muchas veces, no puedes dejar de pensar que tu ser querido te está molestando deliberadamente, pero no es así. En la mayoría de los casos, su deterioro de la memoria les hace imposible recordar qué han dicho o hecho antes. Debido a que realmente nada se almacena en su memoria a corto plazo, puede que tu ser querido no esté consciente que está diciendo la misma frase, repitiendo la misma acción, o haciendo las mismas preguntas.

En otros casos, los pacientes demenciales pueden mostrar comportamientos repetitivos porque se sienten ansiosos o confundidos por algo. Por lo tanto, los comportamientos repetitivos que encuentras molestos pueden ser una fuente importante de calma y confort para tu ser querido.

LA COMBATIVIDAD

La combatividad, en este contexto, se refiere a la agresión física intensa que a menudo es exhibida por los pacientes demenciales. Por ejemplo, los comportamientos combativos de un paciente demencial típica podrían incluir morder, agarrarle el cabello de las personas, golpear, empujar o escupir a otras personas (Heerem, 2021). Los comportamientos generalmente se desencadenan cuando tú, al igual que otros familiares, intentan ofrecer atención o ayuda a tu ser querido.

Una vez más, recuerda que el paciente no está tratando de exaltarse o ser difícil. Por el contrario, probablemente ni te reconozca, ni se acuerde de ti en ese momento. Por lo tanto, en lugar de ver tu gesto como una forma de apoyo, lo consideran una intrusión a su espacio personal o como una amenaza que les puede hacerle daño. Al principio, a menudo tratan de resistir con sólo sus palabras. Sin embargo, cuando el "extraño" no escucha y continúa pidiéndoles comer, ducharse o vestirse, como puede ser el caso, recurren a su última opción: la agresión física.

EXPLOSIONES Y REACCIONES EXAGERADAS

Además de usar la agresión física para combatir y resistir las ofertas de ayuda de parte de las personas, los pacientes con demencia también experimentan episodios intensos de ira y violencia. Estos brotes podrían ser el gritar, el abusar verbalmente de las personas, tirar y romper cosas, intentar atacar a otros físicamente, o infligir daño a sí mismos.

La verdad es que, ningún ser humano está por encima de experimentar ciertos momentos de ira y agresión. Sin embargo, la demencia exagera esas emociones, incluso cuando los pacientes nunca han tenido ningún problema de ira. Mientras que la combatividad de un paciente demencial se desencadena a menudo por la oferta del cuido, la causa de los brotes de la ira exagerada está vinculadas a los tres factores principales que ya examinamos en los capítulos anteriores, y que incluyen dolor físico, el miedo y factores ambientales.

Así pues, cuando ves a tu ser querido reaccionando ante cosas pequeñas con ira exagerada, la reacción puede que no esté relacionada con ese incidente en particular. Más bien, podría ser debido a su miedo o incapacidad para compartir y deshacerse del dolor que sienten en diferentes partes de su cuerpo.

PÉRDIDA DE INHIBICIONES PERSONALES

Debido al declive cognitivo progresivo, las personas demenciales a menudo experimentan cambios drásticos en sus inhibiciones. Su condición les hace perder su sentido de la conciencia sobre sí mismos, y tienden a comportarse en contra de las reglas habituales de la interacción social (Dementia Australia, 2020). Por lo tanto, es posible que veas que tu ser querido, quien es generalmente educado, transformarse en una persona ruda y que siempre hace comentarios que te hieren, no solo a ti, sino también a otros miembros de la familia, o incluso extraños aleatorios en público. También pueden mostrar comportamientos impulsivos como el desvestirse en público, o comportamientos sexuales altamente inapropiados, como flirtear abiertamente o tocar sus genitales en público.

Por supuesto, es normal que, como cuidador, sientas conmoción, vergüenza y frustración cuando tu ser querido muestra tales comportamientos desinhibidos en público. Sin embargo, debes recordar que tu ser querido no está intentando ser inapropiado intencionalmente. De hecho, puede incluso creer que se está comportando de la manera correcta.

Los comportamientos inapropiados también pueden resultar de su sensación de malestar. Por ejemplo, sólo pueden quitarse la ropa en público porque se sienten incómodos.

CAMBIOS COGNITIVOS Y MOTORES

Además de sus personalidades y comportamientos, los pacientes con demencia experimentan muchos cambios negativos y una disminución en sus capacidades cognitivas y motoras. Examinemos ahora algunos de los principales problemas cognitivos que tu ser querido probablemente experimentará a medida que progresa su condición.

- **Cambios en la Memoria**

No es ningún secreto que el deterioro de la memoria es un síntoma característico de cualquier tipo de demencia. Sin embargo, debes entender que estos cambios de memoria son diferentes para cada paciente. En algunas personas, su condición les priva de la capacidad de crear nuevos recuerdos (Alzheimer's Association, 2021). Como resultado, las cosas que ven, hacen, y oyen no se registran en su memoria a corto o largo plazo.

Dado que nada se registra, se vuelve imposible recordar lo que una persona dice o lo que sucede en un acontecimiento reciente, incluso si estaban presentes o escucharon lo que la otra persona había dicho.

Sin embargo, otros pacientes demenciales tienen la oportunidad de crear y almacenar nuevos recuerdos en el cerebro y la mente. Sin embargo, su condición hace que sea difícil recuperar dicha información cuando surja la necesidad, o que se niegue completamente el acceso a esa información y memorias almacenadas.

A pesar de cómo ocurren estos cambios de memoria, no se puede negar que esto limita las capacidades de sus víctimas de muchas maneras. Por ejemplo, les resulta casi imposible concentrarse en cualquier cosa porque su mala memoria les hace perder el rastro de detalles importantes, tiempos, fechas, o incluso los rostros de sus seres queridos.

Aunque los cambios en la memoria de tu ser querido pueden crear desafíos significativos para ti, tu ser querido también odia que no pueda recordarse incluso de las cosas más simples. En gran medida, la pérdida de memoria disminuye su autoestima y le hace sentir que ha perdido una parte esencial de sí mismo.

- **Problemas del Habla y Comunicación**

La comunicación es, sin duda, un aspecto importante de la vida de cada ser humano. Es el medio perfecto a través del cual transmitimos nuestras necesidades, emociones y sentimientos a las personas adecuadas que nos pueden ayudar a cuidarnos.

Pero ¿qué sucede cuando uno no puede expresar adecuadamente esos elementos importantes? ¡Es extremadamente frustrante!

Esa inquietud resume la realidad de muchas personas demenciales. A medida que su condición progresa a través de las fases medias y posteriores, pierden la mayor parte de su capacidad de hablar y razonar; estas dos habilidades van de la mano. Entonces, al perder ambas habilidades, se vuelve aún más difícil para tu ser querido comunicar sus necesidades y sentimientos contigo y con los demás miembros de la familia.

Por lo tanto, aun mientras pasan dolor o malestar extremo, se sientan a menudo en silencio y lo soportan. Luego, cuando llega a un punto en el que ya no pueden lidiar con ello, recurren a actuar agresivamente para ganar la atención de sus cuidadores.

- **Pérdida de la Coordinación Motora**

Uno de los factores principales que hacen que los pacientes demenciales pierdan su independencia es la pérdida de sus habilidades motoras. Estas habilidades le permiten a los seres humanos completar tareas básicas como el bañarse, vestirse, desayunar, abrir y cerrar una puerta, etc. Sin embargo, cuando la demencia comienza a progresar a través del cerebro de una persona, ésta interrumpe la conexión y comunicación entre las células cerebrales y la médula espinal, lo que conduce a la pérdida de la coordinación motora alrededor del cuerpo (Bennett and Buchman, 2012).

Al perder la coordinación motora, tu ser querido sufre tanto dolores físicos como mentales - resultados del dolor físico por problemas de inflexibilidad y rigidez muscular. Sin embargo, el dolor mental y emocional está ligado a la pérdida gradual de la independencia que ha disfrutado el paciente durante la mayor parte de su vida.

El miedo se genera cuando se dan cuenta de que los síntomas pueden empeorar en los próximos años, y de no poder ser capaces de mover ninguna parte de su cuerpo.

- **Problemas de Visión Borrosa**

Casi todos los adultos mayores compran lentes de lectura a medida que avanzan a través de sus 40 y 50 años. El efecto del proceso natural de envejecimiento en nuestra visión alimenta esta acción general. Sin embargo, el problema de la visión es más crítico con la demencia, ya que sus pacientes experimentan graves dificultades visuales mientras todavía tienen sus ojos completamente sanos.

Este desarrollo irónico ocurre porque el problema visual es el resultado del deterioro cognitivo en progreso en el cerebro, y no debido a una infección ocular. Por lo tanto, tu ser querido es capaz de ver, pero tiene dificultades en hacer el sentido correcto de lo que ve. Como resultado, experimenta síntomas como el de no reconocer el rostro de alguien a quien pueden ver, el juzgar mal la distancia entre los escalones de las escaleras, y confundir reflejos aleatorios o sombras con objetos concretos.

Algunos investigadores han descubierto que el problema de la visión cognitiva es la causa principal de las alucinaciones visuales que menudo experimentan la mayoría de los pacientes demenciales. La visión borrosa que tienen los hace ver cosas que ni siquiera están presentes en ese entorno.

VIVIR DE FORMA INDEPENDIENTE O ASISTIDA

Basado en lo que hemos discutido hasta ahora, es inequívoco concluir que hemos obtenido un conocimiento claro de los diferentes problemas a raíz de la demencia desde la perspectiva de nuestro ser querido. Además, hemos visto de primera mano cómo la demencia los transforma en una persona completamente diferente, con diversos dolores físicos, mentales y emocionales.

De seguro que la compasión por tu ser querido demencial ha de haber aumentado, mucho más que antes de tomar este libro. Y tal vez en este momento, el mayor dilema en tu mente es el de cómo podrías ayudar a hacer que la vida de tu ser querido sea lo más normal e indolora posible.

Por lo general, tu primera preocupación probablemente se concentrará en su condición de vida. Pero, por supuesto, tú también has tenido tu propia vida antes de que tu ser querido fuera diagnosticado de demencia. Entonces, ¿qué pasa ahora? ¿Detienes tu vida para desempeñar tus roles como cuidador de manera efectiva?

Por más que esa opción parezca la mejor, puede que no sea factible para ti ni para tu ser querido. Para empezar, hay que recordar que mencionamos anteriormente en este capítulo que la mayoría de los pacientes demenciales odian entregarle su independencia a otra persona y que prefieren tomar el control de sí mismos mientras sus condiciones demenciales se lo permitan, ya que el hacerlo probablemente les hará sentir más seguros de sí mismos, felices, y satisfechos. Y, vivir solos es la manera en la que pueden disfrutar de su independencia. ¿Sientes que esto sea una mala idea? Veamos entonces si es verdaderamente posible y seguro, para ti y para tu ser querido, que viva a solas después de haber sido diagnosticado de demencia.

¿PUEDE TU SER QUERIDO VIVIR A SOLAS CON DEMENCIA?

En primer lugar, puede sorprenderte que un tercio de los pacientes demenciales en los Estados Unidos viven solos. Sin embargo, estas estadísticas no implican que cada paciente demencial pueda vivir de forma segura un estilo de vida independiente. En cambio, nos muestra que la posibilidad de vivir independientemente para tu ser querido realmente existe. Pero eso depende de la fase demencial en la que se encuentra el paciente y del cumplimiento de las precauciones de seguridad en sus hogares. Analicemos cada uno de estos dos factores.

Según el nivel de progresión de la enfermedad, los pacientes demenciales, en sus etapas iniciales de demencia, tienen una gran oportunidad de vivir de forma independiente sin ningún problema. En el capítulo 5, recordarás que discutimos las siete fases principales de demencia, siendo las fases 1, 2, y 3 las etapas iniciales de la misma.

Por ejemplo, supongamos que tu ser querido está mostrando sólo los síntomas de deterioro cognitivo (fase 1), deterioro de la memoria por la edad (fase 2), y el deterioro cognitivo leve (fase 3). En ese caso, están entre los pacientes con una mejor posición para navegar su vida diaria con poco o ningún auxilio.

Sin embargo, estar en las etapas iniciales de la demencia no impide que tu ser querido esté en alto riesgo de caídas, desnutrición, vagando debido a la confusión y el deterioro de la memoria, y en soledad. En gran medida, cada una de estas condiciones podría ser peligrosas para su vida. Sin embargo, debido a que el paciente se encuentra en el nivel más bajo de progresión de la enfermedad, es posible reducir estos factores de riesgo utilizando ciertas estrategias eficaces (National Institute on Aging, 2021).

A continuación, tienes varios consejos que puedes aprovechar como cuidador para garantizar la seguridad de tu ser querido si es que está decidido a vivir asolas durante las primeras etapas de su demencia.

- Comienza chequeando y configurando su hogar para la seguridad. Por ejemplo, ayudará si te deshaces de las alfombras removibles, los cables eléctricos que se encuentran en el suelo o cualquier otro elemento inseguro que pueda hacer que sean más susceptibles a caerse. También puedes instalar dispositivos de seguridad como botones de llamada de emergencia, monitores de caídas y detectores de humo y monóxido de carbono.

- Visitarlos diariamente o al menos semanalmente para interactuar con el paciente y hacerle sentir menos solo(a). También puedes ayudarle con la limpieza, la cocina u otras tareas domésticas durante tu visita. Primero, sin embargo, debes asegurarte de que no le hagas sentir incapaz de hacer sus tareas por sí mismo(a).

- Participar en la planificación y la organización de sus actividades diarias. Puedes ayudarle a crear listas de tareas y poner recordatorios importantes en el calendario, especialmente en términos de sus medicamentos. Si no vives cerca de tu ser querido, asegúrate de compartir su diagnóstico con sus vecinos más cercanos. Es probable que estas personas sean las primeras en notar si tu ser querido está vagando o no vuelve a la casa. Al informarles y compartir tus contactos con ellos, siempre te pueden contactar cuando surja alguna necesidad.

- Anima a tu ser querido a conectarse con dispositivos tecnológicos como teléfonos inteligentes y tabletas. Estos dispositivos pueden permanecer conectados contigo y otros miembros de la familia a través de llamadas de vídeo o mensajes de redes sociales. Estos dispositivos también pueden servir como la alarma perfecta, y los organizadores de planes.

Por supuesto, no hay duda de que estos consejos seguramente ayudarán a hacer que la vida independiente de su ser querido sea lo más segura y fácil posible. Sin embargo, no podemos ignorar lo que nos espera en el futuro. Recuerda que la demencia es una enfermedad progresiva. Por lo tanto, dentro de sólo unos meses de vivir asolas, la condición de tu ser querido puede haber progresado a un punto en el que ya no pueda conducir o cuidar adecuadamente sus finanzas. ¿Qué puedes hacer cuando llegue ese momento? ¡Vamos a descubrirlo!

¿PUEDE TU SER AMADO SEGUIR CONDUCIENDO CON DEMENCIA?

Todos sabemos que la conducción es una tarea compleja que requiere alta concentración y reacción rápida por parte de la persona que toma el control de un vehículo. Desafortunadamente, un paciente con demencia no será capaz de cumplir con estos requisitos cuando su condición progrese a algún punto, generalmente la cuarta fase de demencia. En ese momento, gradualmente comienzan a mostrar diferentes signos notables. Algunos de estos incluyen el olvidar la ubicación o la ruta al destino al que estaban conduciendo, ignorar las señales de tráfico, conducir más allá de los límites de velocidad, perder el control de la carretera y golpear las barreras de seguridad (Alzheimer's Association, 2021).

Inmediatamente después de que tu ser querido empiece a mostrar estos signos de conducción insegura, la mejor y más segura opción es conseguir que se retire de conducir y adopte otras alternativas de transporte. Estas alternativas pueden incluir el delegar sus responsabilidades de conducción a otros miembros de la familia, incluyéndote a ti también, u organizar un servicio personal de taxi confiable (Alzheimer's Association, 2021). También puede reducir sus necesidades de conducir adoptando más servicios de entrega directa a la casa.

Aunque estas alternativas son las mejores opciones para tu ser querido demencial, conseguir que hagan ese ajuste en su vida a menudo es más fácil en palabras que en hechos. Hay una gran posibilidad de que tu ser querido perciba su jubilación de conducir como otra gran pérdida de su independencia. Por lo tanto, hará todo lo que pueda para resistir tu oferta.

Sin embargo, puedes enfrentar y superar esta gran resistencia teniendo un diálogo honesto y cordial con él o ella. Lo mejor sería reconocer que entiendes cómo se siente sobre la iniciativa mientras que, al mismo tiempo, apelas a su sentido de responsabilidad. También puedes enfatizar por qué es importante para ellos tomar esa transición y asegurarle que las alternativas disponibles son tan buenas como el conducir uno mismo.

Sin embargo, si estas conversaciones personales no funcionan, puedes pedirle a su médico que le haga la recomendación a tu ser querido. Probablemente se convencerá de retirarse de conducir y elegir una de las alternativas adecuadas disponibles debido que mantienen a estos expertos en alto respeto.

¿PUEDE TU SER AMADO MANEJAR AUN SUS FINANZAS CON DEMENCIA?

La planificación legal y financiera es un aspecto importante de la vida de cada persona. Desafortunadamente para las personas con demencia, cuando alcanzan las fases medias y posteriores de la enfermedad, pierden la capacidad de manejar de forma independiente sus responsabilidades financieras y legales. Así, deben mentirle a sus cuidadores primarios o seres queridos para pagar sus facturas, preparar sus declaraciones de impuestos, reclamar sus beneficios gubernamentales y gestionar sus cuentas bancarias. En la mayoría de los casos, generalmente no tienen la opción de cómo gestionar sus finanzas después de que su enfermedad progresa a un punto grave.

Sin embargo, como cuidadores, podemos cambiar ese patrón asegurando que nuestros seres queridos ordenen sus asuntos legales y financieros desde las primeras etapas de su diagnóstico de demencia ya que todavía tienen una mayor parte del funcionamiento cognitivo intacto. Por lo tanto, serán capaces de tomar decisiones sólidas sobre sus finanzas. Luego, como familia, pueden reunirse para estimar cuánto costará el cuidado de la demencia de tu ser querido a corto y largo plazo. Con ese conocimiento, puedes redactar los planes financieros más eficaces para gestionar el costo de sus cuidados.

¿PUEDE TU SER AMADO SEGUIR TRABAJANDO DESPUÉS DEL DIAGNÓSTICO DE DEMENCIA?

Los expertos médicos han recomendado que los pacientes con demencia abandonen su trabajo inmediatamente después de ser diagnosticados con esta enfermedad. Afirman que, en el momento del diagnóstico, la enfermedad ya está en una etapa altamente progresiva. Como tal, el estrés externo por el trabajo podría aumentar la rapidez con la que progresa el deterioro cognitivo.

Aunque a la mayoría de los pacientes demenciales le gustaría ralentizar su deterioro cognitivo retirándose de su trabajo después del diagnóstico, tales acciones pueden tener consecuencias graves para su familia, especialmente cuando su trabajo es la fuente de ingresos principal de la familia. Como resultado, algunos pacientes demenciales a menudo toman empleos menos estresantes para mitigar las posibles consecuencias.

En última instancia, decidir continuar o dejar de trabajar después de ser diagnosticado de demencia es algo muy personal y depende de lo que tu ser querido considere más beneficioso entre las dos opciones. ¿Prefieren seguir trabajando hasta que la condición se desarrolle a un estado en el que ya no pueden hacerle frente? ¿O respetarían la recomendación de los expertos médicos y se retirarían de sus puestos de trabajo lo antes posible para poder concentrarse en retrasar su deterioro cognitivo?

Como cuidador, eres responsable de convencer a tu ser querido para que haga la elección correcta. Para hacer las cosas más fáciles, puedes utilizar el mismo enfoque que analizamos para convencerle de retirarse de la conducción.

En esa nota, hemos completado con éxito la primera parte del rompecabezas de la demencia, que tiene que ver con la perspectiva del paciente. Sin embargo, completar una parte sólo resuelve parte de ese rompecabezas. Comencemos ahora a completar la otra parte explorando tu *perspectiva como cuidador*.

LA PERSPECTIVA Y EL ROL DEL CUIDADOR

> "Cuando nos preguntamos honestamente qué persona en nuestra vida significa más para nosotros, a menudo encontramos que son aquellos que, en lugar de dar consejos, soluciones o curas, han elegido compartir nuestro dolor y tocar nuestras heridas con una mano cálida y tierna."
>
> – Henri Nouwen

Comprender la dinámica de la demencia desde la perspectiva de tu ser querido, que está en el centro de todo, es un paso crucial en la jornada de cada cuidador. Sin embargo, no es suficiente para permitirle al cuidador administrar eficazmente los mejores cuidados sin sacrificar su propio bienestar físico, mental y emocional. Así pues, cuando provees cuidados no remunerados pero gratificantes a tu ser querido, también tú necesitas concentrarte en ti mismo enfrentando cómo el diagnóstico de demencia de tu ser amado ha transformado los diferentes aspectos de tu propia vida.

Muchos cuidadores hoy día necesitan una mejor percepción de sus roles de cuidador. Creen que ser un cuidador de un paciente demencial solo conlleva dedicar su tiempo, dinero y energía al paciente. Por lo tanto, siempre tratan sus necesidades y problemas personales como insignificantes en comparación a las necesidades de su ser querido, quien es el que realmente está pasando por la enfermedad y experiencias dolorosas. Para el cuidador, hacer lo contrario sería un acto de egoísmo.

Sin embargo, lo primero que debes entender y aceptar como cuidador es que no hay nada egoísta en reconocer y abordar el costo físico, emocional y mental que la condición de tu ser querido ha tenido sobre ti. Por el contrario, tales acciones de autoatención son tan beneficiosas para tu ser querido como para ti. Tú solo le puedes ofrecer a tu ser querido el mejor y adecuado apoyo si estás física, emocional y mentalmente bien. Así pues, en lugar de ser egoísta, actúas por amor y nobleza cuidando de ti mismo mientras ofreces el mejor cuidado y apoyo a tu ser querido quien sufre de demencia.

Por tanto, en este capítulo, nuestro objetivo principal es rastrear el impacto del diagnóstico de demencia de nuestro ser querido desde una perspectiva más amplia, que incluye toda la familia, hasta la perspectiva estrecha, el cual te involucra a ti como cuidador principal.

IMPACTO DEL DIAGNÓSTICO DE DEMENCIA EN UN SER QUERIDO PARA TODA LA FAMILIA

Según los Centros para el Control de Enfermedades, más del 90% de los pacientes con demencia en los Estados Unidos reciben cuidados familiares. Por supuesto, ninguna familia espera que un querido reciba el diagnóstico de demencia. La noticia de ese diagnóstico sin duda les desencadenará una experiencia de diferentes emociones, desde una conmoción y miedo, hasta la tristeza y frustración.

Pero, más aún que estos problemas emocionales, tener a un ser querido diagnosticado con demencia desestabiliza el estilo de vida cotidiano de la familia entera. Sin planificación previa, toda la familia se encuentra de repente en el punto crítico del dilema donde deben tomar muchas decisiones cruciales sobre el paciente.

Algunas de estas decisiones suelen centrarse en quién asume el papel de cuidador primario en los arreglos de la vida del paciente y las opciones de tratamiento, y cómo la familia obtiene los recursos financieros para lidiar con el costo de los cuidados.

Los conflictos surgen entre los miembros de la familia durante este proceso de toma de decisiones y a lo largo de la jornada de sanación. Por ejemplo, el conflicto puede surgir cuando algunos miembros de la familia se niegan a aceptar las responsabilidades asignadas a ellos porque carecen de la habilidad, los recursos, o la capacidad emocional para hacerlo. En otros casos, podría ser porque otros miembros de la familia tienen expectativas o exigencias irrealistas de su cuidador primario.

Además de crear conflictos dentro de la familia, la condición de demencia de un ser querido también crea una enorme carga financiera para toda la familia, especialmente cuando no hay ahorros adecuados o seguro de salud para mitigar los costos. Por lo tanto, los miembros de la familia tienen que recortar sus gastos personales para contribuir a los pagos de gastos directos como pruebas de diagnóstico, atención médica, y medicamentos (Unicity Healthcare, 2021).

EL ROL DEL CUIDADOR

Convertirse en el cuidador principal dentro de la familia, ya sea por necesidad o elección, es un compromiso a tiempo completo que a menudo transforma diferentes aspectos de tu vida. La mayoría de las veces, los que terminan convirtiéndose en los cuidadores principales dentro de la familia son los que viven más cerca del paciente. Pero sólo porque eres es el más cercano al paciente en cuestión no significa que no tengas una vida propia. Puedes tener otros compromisos como un trabajo, matrimonio, o hijos. Sin embargo, no tienes otra opción que encontrar una manera de equilibrar los demás aspectos de tu vida con tu nuevo rol de cuidador(a).

Es posible que tengas que dejar tu trabajo por completo para centrarte más en cuidar a tu ser querido. Sin embargo, en los casos en los que no puedas renunciar al trabajo, tendrás que reducir las horas de trabajo para dedicar más tiempo a llevar a cabo tus deberes de cuidador.

En general, tus roles como cuidador de un paciente demencial incluyen asistir discretamente a tu ser querido con las tareas diarias tales como bañarse, vestirse y cuidarse, y ayudarle a moverse de un lugar a otro. También implica asegurarse de que coma y tome sus medicamentos en el momento adecuado y que asistirle con las diferentes terapias no farmacológicas.

También debes establecer rutinas adecuadas para que tu ser querido pueda navegar fácilmente por sus actividades diarias, incluso con pérdida de memoria. También eres responsable de calmar a tu ser querido cuando exhibe explosiones agresivas y violentas.

Sin embargo, tus circunstancias determinan las responsabilidades específicas de tu rol como cuidador(a) que desempeñas en la vida de tu ser querido. Por ejemplo, si tu ser querido todavía se encuentra en la fase temprana de demencia, entonces tus roles serán menos complicados. Sin embargo, si están en las fases moderadas y severas, tienes el rol crítico de proporcionarles un cuidado diario las 24 horas del día. En última instancia, tus roles como cuidador serán mucho menos cuando cuentas con el apoyo de otros miembros de la familia que sirvan como cuidadores secundarios.

RIESGOS PARA LOS CUIDADORES DE PERSONAS DEMENCIALES

Los expertos médicos e investigadores han rotulado a los cuidadores primarios de personas demenciales como los "*segundos pacientes invisibles*" (Brodaly and Donkin, 2019).

Esta etiqueta implica que al dedicarse en mente, cuerpo y alma a cuidar de su ser querido mientras ignora el valor del cuidado de sí mismo, la mayoría de los cuidadores finalmente llegan a un punto donde también comienzan a experimentar algunos de los síntomas físicos y emocionales asociados con la demencia.

Descubramos ahora los factores específicos de riesgo que pueden hacer que, como cuidador de un paciente demencial, te conviertas en el *segundo paciente invisible.* Sin embargo, para permitir una comprensión más accesible y mejor, clasificaremos estos factores en dos categorías: las cargas físicas y emocionales del cuidado de una persona demencial.

LAS CARGA FÍSICA DEL CUIDADOR DEL PACIENTE DEMENCIAL

- **El Estrés del Cuidador**

Como cuidador de un miembro de la familia con cualquier forma de demencia, puedes experimentar constantemente situaciones que te estresan de maneras inexplicables. Desde el momento en que tu ser querido recibe ese diagnóstico, tu mente y cuerpo se vuelven sobrecargados. Comienzas cada día cuidando al paciente, ayudándole con un baño y poniéndole el vestido. Puedes servir igualmente como su chef, conductor y soporte de movilidad. También tienes que soportar calmadamente el peso de sus brotes violentos y agresivos, ayudando al mismo tiempo a que el paciente vuelva a un estado pacífico.

A medida que desempeñas estos diferentes roles desafiantes, la respuesta de tu cuerpo de "huida y lucha" se activa persistentemente, haciendo que tu mente y tu cuerpo permanezcan alertas y cautelosos. Estar en este estado durante un período prolongado pone una tensión intensa en tu bienestar físico y psicológico. Y cuando el cerebro reconoce esta ocurrencia, estás obligado a reaccionar siempre liberando más de la hormona del estrés del cuerpo, conocida como *cortisol*.

A medida que más de estas hormonas del estrés se liberan con el tiempo, comienzan a afectar negativamente áreas críticas en el cuerpo, como sus patrones de sueño, y su sistema inmunitario, digestivo y reproductivo (Samuels, 2020).

Probablemente has notado algunos de los signos de advertencia del estrés. Estos incluyen sentirse constantemente cansado para participar en cualquier otra actividad fuera de los roles de cuidador, enfermarse más a menudo que de costumbre, falta del sueño de calidad, no comer, incluso cuando estás hambriento(a), y tener dificultades para concentrarse.

En las peores etapas, el estrés del cuidador provoca un ligero cambio en su actitud hacia el paciente en su cuidado y a la gente en general. Te irritas y te enfadas rápidamente cuando tu ser querido hace algo mal o no logra completar alguna tarea simple (Alzheimer's Association, 2021).

En ese momento, se te olvida que la razón de sus acciones es precisamente debido a su deterioro cognitivo. Y en cambio, les acusas y le atacas por sus iniquidades.

- **El Agotamiento del Cuidador**

Cuando no reconoces y afrontas adecuadamente esos signos de advertencia del *síndrome del estrés del cuidador*, los niveles de alto estrés se elevan hasta llevarte al agotamiento total. En el estado del agotamiento, llegas al punto final o a la cumbre de tu agotamiento físico, mental y emocional. Sin embargo, nadie llega nunca al punto de tal agotamiento de un día para otro; más bien se tarda mucho tiempo, lo que puede tomarse meses o inclusive años de exposición constante a experiencias estresantes y síntomas del "*estrés crónico del cuidador*" que han sido ignorado.

No es de extrañar que los síntomas de agotamiento del cuidador suelen ser más extremos que los signos de altos niveles de estrés. Los cuidadores que sufren de agotamiento tienden a aislarse y a retirarse completamente del resto del mundo. Navegan por su vida cotidiana con una terrible sensación de desesperación. Esta percepción negativa de la vida, junto con su baja energía física, los hace menos comprometidos a cuidar de su ser querido demencial. Por lo tanto, debido a que se separan un poco mentalmente de su identidad y trabajo, estos cuidadores de pacientes demenciales no ejecutarán efectivamente sus deberes de cuidadores. Se olvidan rápidamente de las partes críticas de su tarea diaria, como cocinar los alimentos del paciente o darle la medicina correcta en el momento adecuado.

En esta etapa del agotamiento, un cuidador también experimenta cambios masivos en su actitud hacia su ser querido (Cleveland Clinic, 2019). En lugar de la actitud habitual y cuidadosa, se vuelven pesimistas y desinteresados por las necesidades del paciente. Incluso, esta actitud puede aumentar hasta llegar a un punto en el que se vuelven tan irritados o frustrados por las acciones de su ser querido, que le hacen daño. Por ejemplo, en una situación en la que el paciente está teniendo un brote agresivo, un cuidador abrumado podría tratar de luchar con el mismo nivel de agresividad en lugar de ser paciente y mantenerse en calma.

- **Insomnio**

Anteriormente mencionamos que la dificultad para obtener un sueño adecuado y de calidad es uno de los primeros signos de advertencia del estrés en un cuidador. Sin embargo, el cuido a largo plazo de un paciente demencial a menudo complica este síntoma en particular y lo hace más grave.

A medida que la demencia del ser querido comienza a progresar hacia las fases moderada y severas, los cuidadores experimentan peores trastornos del sueño. Un ejemplo típico es la condición en la que tu ser querido demencial se vuelve más confuso, inquieto y agresivo durante la noche y continúa en ese estado durante las altas horas de la noche. Como su cuidador principal, no tienes otra opción que despertar y atender a sus necesidades durante esas horas tardías. Sin embargo, cuando estos trastornos del sueño continúan durante un período prolongado, el reloj corporal se interrumpe por los cambios en sus patrones del sueño (Mayo Clinic, 2021). Como tal, tu cerebro ya no puede discernir el momento adecuado para dormir y despertar.

Eventualmente, también puedes desarrollar insomnio, un trastorno del sueño bastante común entre los cuidadores de pacientes demenciales (Mayo Clinic, 2021). Los signos notables del insomnio incluyen dificultad para dormir y luchar para permanecer dormido(a) el tiempo suficiente, despertarse demasiado temprano y encontrarse muy agotado(a) cuando te despiertas. Es posible que estos síntomas parezcan sin complicaciones alguna. Sin embargo, pueden afectar negativamente tu bienestar general y la eficiencia en proporcionar el mejor cuidado a tu ser querido. Al negarte sueño de calidad, el insomnio succiona tu energía al nivel más bajo y amortigua tu estado de ánimo.

El completar la tarea diaria como cuidador puede ser desafiante si no tienes la energía física adecuada y una mente positiva. La falta de dormir lo suficiente debilita tu sistema inmunológico y te pone en mayor riesgo de desarrollar condiciones habitualmente asociadas con la insuficiencia del sueño (Olson, 2021). Los estudios han demostrado que algunos cuidadores de pacientes demenciales siguen mostrando estos síntomas, incluso después de que se alivien de sus roles como cuidadores (McCurry and Gibbons, 2019).

- **Deterioro de la Salud Física**

Durante mucho tiempo, los expertos médicos y los investigadores se han centrado únicamente en los efectos adversos que el cuidado a largo plazo de un paciente demencial puede tener en la salud psicológica de sus cuidadores. Sin embargo, estudios recientes han demostrado que la salud física de los familiares del cuidador también sufre un deterioro masivo.

Como cuidador primario, las experiencias altamente estresantes que a menudo se encuentran diariamente tensionan los músculos de tu cerebro y del cuerpo. Esa tensión en el cerebro resulta a menudo en dolores de cabeza a medida que te abstienes del cuidado propio y al privarte de un sueño de calidad para dedicar más tiempo y energía al cuidado de tu ser querido.

En términos de tensión muscular, podrías comenzar con dolores corporales regulares donde sientes un ligero dolor en todo su cuerpo o en las partes específicas del cuerpo que tiendes a usar principalmente mientras realiza tus funciones de cuidador(a). Sin embargo, con el tiempo, podrás notar síntomas más intensos como tensión muscular y rigidez, limitando tu capacidad para caminar correcta y rápidamente. El malestar físico tiende a empeorar si ya se tiene antecedentes de enfermedades crónicas, como la artritis.

La combinación mortal del estrés crónico y el insomnio también te hace sumamente susceptible a condiciones de salud crónicas como la diabetes tipo 2, la obesidad, hipertensión y otras enfermedades cardiovasculares.

- **Pérdida o Aumento de Peso Inexplicable**

El estrés crónico es el provocador principal de los cambios de peso experimentados por los cuidadores de pacientes demenciales. El cuerpo responde de manera diferente al estrés. Mientras que algunos tienden a perder peso cuando se enfrentan a experiencias altamente estresantes, otros ganan peso. Vamos a descomponerlo para ver cómo funciona en ambos lados del espectro de los cambios de peso.

La hormona *cortisol*, que se libera a menudo durante períodos de estrés, causa un fuerte aumento en los niveles de insulina y caída en los niveles azúcar en la sangre que pueden resultar en un aumento de peso no deseado. Como resultado, tiendes a anhelar más alimentos azucarados y grasos durante los momentos de mayor estrés. Estos alimentos sirven como fuente de confort.

Así que, cuanto más comes, más disfruta de los alimentos y te olvidas de tu estrés. Pero mientras que estos alimentos de confort pueden ser beneficiosos para bajar tu nivel de estrés, también te hacen añadir libras adicionales de peso. Al no comerlos con moderación, te puedes encontrar ganando una cantidad significativa de peso a una velocidad alarmante.

Recuerda que hemos dicho anteriormente que la exposición constante a altos niveles de estrés hace que la respuesta de "huida y lucha" de nuestro cuerpo se active persistentemente. Idealmente, cuando el cuerpo se programa en este modo, se prepara para "huir y luchar" de una situación amenazante. Esa preparación a menudo interfiere con las funciones corporales tales como la digestión y ralentiza su nivel de funcionamiento (Dolgoff, 2021).

Por lo tanto, puedes experimentar un cambio adverso en el apetito, ya que ya no haces tantas cosas como hacías antes. Un mal apetito puede impedir que consumas alimentos adecuados, que es la principal manera de ganar peso.

Además del estrés, tus roles como cuidador del paciente demencial también te dejan poco o ningún tiempo para cocinar o comer comidas adecuadamente equilibradas. A veces, ni siquiera notas que no has comido en todo el día porque estás tan ocupado atendiendo a las necesidades de tu ser querido.

Ahora, hagamos una pausa y examinemos las cinco cargas físicas del cuidador del paciente demencial que acabamos de examinar. ¿No te parecen estas condiciones y signos similares a algunos de los síntomas de demencia que examinamos en los capítulos uno y dos? Por supuesto sí.

Tal vez ahora puedas entender por qué los investigadores etiquetaron a los cuidadores de familiares demenciales como los *segundos pacientes invisibles*. A medida que empecemos a analizar la carga emocional, comprenderás esta conexión aún mejor.

LA CARGA EMOCIONAL DEL CUIDADOR

- **Síndrome de Sobrecarga Emocional**

Como cuidador primario, te encuentras constantemente planeando, con multitareas, realizando y obsesionado con las maneras adecuadas de cuidar a tu ser querido demencial.

En el proceso, tu cerebro está constantemente bombardeado con información médica sobre la condición de demencia, con listas de tareas infinitas, pensamientos preocupantes, y emociones. Sin embargo, porque no eres robot, la acumulación de esos elementos impulsa el límite de la capacidad de tu cerebro. Por eso, llegas a un punto en el que te sientes completamente abrumado mental y emocionalmente (Cleveland Clinic, 2019).

La abrumación hace que experimentes diferentes síntomas de un colapso nervioso. Estos síntomas pueden incluir: llorar incontrolablemente y a veces sin razón específica, paranoia sobre la condición de tu ser querido y la vida en general, tener fluctuaciones de humor impredecibles, y dificultad para respirar. A veces, cuando la sobrecarga se vuelve tan abrumadora, puedes considerar el suicidio un plan de escape perfecto.

- **Tristeza**

Idealmente, la gente asocia el sentimiento de aflicción con la muerte de una persona. Sin embargo, desde una perspectiva más amplia, la aflicción es una emoción que surge cuando perdemos algo. Puede ser una persona, un objeto, un sentimiento, o una memoria.

Como cuidador, sueles ser la persona más cercana a tu ser querido demencial. Por lo tanto, eres testigo de cómo se va transformando gradualmente en alguien a quien apenas reconoces.

Inconscientemente, tu mente comprende que has perdido a tu ser querido como lo conocías antes, y esa aflicción se establece en tu mente (Weitzman, 2021).

Además, lamentas el hecho de que nunca lograrás completar todos los planes que habías hecho con esa persona. Te afliges porque sabes que no hay cura para su condición y que no importa cuánto intentes, el final para tu ser querido será la muerte. Te entristece lo mucho que tu vida ha cambiado de maneras inimaginables.

Por ejemplo, es posible que hayas asumido el rol de cuidador a expensas de un trabajo, tus sueños universitarios o una inversión financiera que siempre habías querido hacer.

Lo más triste del dolor del cuidador de un paciente demencial es que rara vez reconocemos este sentimiento porque es un sentimiento inconsciente. Por lo tanto, toda esa aflicción que te traen los sentimientos de dolor se acumula en tu interior y te causa aún más daños emocionales tales como la ansiedad y la depresión.

- **La Ira y la Frustración**

No importa lo mucho que ames a es papa o mama, a ese cónyuge o miembro de la familia que estés cuidando, finalmente llegarás al límite donde pierdes el control de tus emociones y te enfadarás con ellos. Pero uno no se enfada de la noche a la mañana. Al contrario, suele ser la acumulación de la frustración a un largo plazo (Cleveland Clinic, 2021).

Como cuidador de un paciente demencial, te frustras tan a menudo en un solo día que pierdes la cuenta. Algunos factores que podrían alimentar un nivel tan alto de frustración incluyen los comportamientos no cooperativos o agresivos de tu ser querido, la falta de apoyo de otros miembros de la familia, o la carencia de dinero y recursos adecuados para tratar al paciente adecuadamente.

Por supuesto, estas razones son suficientes para hacer que incluso la persona más resiliente pierda su calma y exhiba signos de coraje. Sin embargo, muchos cuidadores se sienten avergonzados, egoístas y hasta culpables cuando pierden el control de sus emociones y le gritan a su ser querido. Por eso, tratan de minimizar sus emociones lo más posible, sin importar cuán frustrados se sienten. Eventualmente, algunos cuidadores hasta usan alternativas dañinas como beber alcohol o fumar para liberar su ira y calmarse.

- **Soledad**

Cuidar de un paciente con demencia, especialmente cuando se hace a tiempo completo, suele ser una experiencia muy aislante (Samuels, 2020). Aunque en la etapa más temprana de la condición de tu ser querido, puede que todavía seas capaz de llevarlo(a) a eventos sociales, de compras de comestibles, o salir con tus amigos.

Sin embargo, cuando la enfermedad progresa a la etapa moderada, los pacientes experimentan los peores síntomas, como perder sus inhibiciones personales, lo que les hace comportarse mal en público. Debido al miedo a ser avergonzado o juzgado, a menudo no tienes otra opción que quedarte en la casa con ellos.

Los síntomas se vuelven más críticos en las etapas avanzadas, y tu ser querido requiere apoyo y cuidado a lo largo del día. Por esta razón, se hace imposible que puedas interactuar y socializar con sus compañeros con la misma frecuencia de antes.

Además, la carga física y emocional de tus roles como cuidador puede hacer que incluso te aisles de aquellos amigos que intentan acercarse. También pierdes el interés por las actividades que antes disfrutabas.

Por lo tanto, casi no hay nadie que te acompañe cuando tomas un pequeño descanso de tus deberes de cuidador(a).

- **Depresión y Ansiedad**

La gente a menudo dice que les gusta guardar lo mejor para lo último, pero en este caso, hemos guardado lo peor para el final. La depresión y la ansiedad son las cargas emocionales más complicadas y severas del cuidado de un paciente demencial. Desafortunadamente, son bastante estándar entre los cuidadores de hoy en día.

Según la Alianza Nacional de Cuidadores, alrededor del treinta a cuarenta por ciento de los cuidadores de pacientes demenciales en los Estados Unidos sufren de depresión y ansiedad (Samuels, 2020). De hecho, los estudios han demostrado que, en comparación con los cuidadores de otras condiciones de salud, los cuidadores de personas con demencia tienen más probabilidades de desarrollar síntomas de depresión debido a las altas demandas de su trabajo (Samuels, 2020).

Entonces, ¿cómo puede la depresión y la ansiedad afectarte como cuidador de un paciente con demencia? El síntoma más evidente de depresión es que te hace sentir una tristeza persistente y desesperación. Te hace sentir que tu vida es basura y no vale la pena vivir. Y porque no le ves ningún punto o propósito a la vida, pierdes interés en todo, incluyendo tus roles de cuidador(a). En cambio, la idea del suicidio se vuelve más atractiva para ti.

En última instancia, es casi imposible para cualquier cuidador de un paciente demencial cuidar eficazmente de su ser querido mientras se encuentre en un estado de depresión. Luchas contra la ansiedad, la agresividad interna, el cansancio crónico, las reacciones lentas del cuerpo y los trastornos del sueño, todo lo que te pone en una desventaja para ser un cuidador o cuidadora eficiente.

CÓMO HACER FRENTE Y CUIDAR DE TI MISMO Y DE TU SER QUERIDO

Finalmente, es hora de transformar la energía negativa que ha estado rodeando desde que comenzamos este capítulo. Por mucho que quisiéramos fingir que cuidar de un paciente con demencia es una experiencia gratificante y sin carga negativa, todos sabemos que no lo es. Sin embargo, el comprender la dinámica de las cargas físicas y emocionales comunes que probablemente experimentes en tu jornada como cuidador(a), hace que sea más fácil enfrentarlas mientras proporcionas el mejor cuidado para tu ser amado.

Sin embargo, la buena noticia es que, no tienes que averiguar cómo afrontar estas cargas solo o sola. Hay varias estrategias médicamente fiables que, como cuidador de un paciente demencial, puedes emplear para gestionar eficazmente cada uno de esos factores de riesgo físico y emocional, y asegurarse de que no termines convirtiéndote en el *segundo paciente invisible*. Examinemos algunas de estas estrategias.

- **Toma de un Permiso Temporal del Trabajo**

Tener un trabajo tradicional al mismo tiempo que cuidas a un paciente demencial es el factor de riesgo perfecto para el agotamiento del cuidador y la sobrecarga mental. Mientras que la solución perfecta para reducir ese riesgo sería renunciar a tu rol como cuidador a tiempo completo, muchos de nosotros no podemos permitirnos tal lujo. Sin embargo, un permiso temporal de trabajo es una excelente alternativa a dejar tu empleo.

Seguramente ya comprendes los síntomas del agotamiento y la sobrecarga mental del cuidador. Por lo tanto, cuando notas los signos de advertencia, puedes tomar un permiso temporal de tu empleo por un cierto período de tiempo. En los Estados Unidos, los empleados cubiertos por la Guía del Empleado de la Ley de Ausencia Familiar y Médica (FMLA) pueden tomar un permiso temporal, aunque no remunerado, de hasta 12 semanas para atender a sus seres queridos enfermos (Mayo Clinic, 2021).

Al tomar solo unas pocas semanas de descanso, puede mejorar tu salud mental practicando las estrategias correctas de autoatención. Al mismo tiempo, tendrás más tiempo para cuidar a tu ser querido.

- **Establecer Metas Alcanzables y Realistas**

Debido a que desesperadamente queremos ayudar a nuestros seres queridos a superar su condición lo más posible, muchos cuidadores de pacientes demenciales a menudo cometen el error de establecer metas poco realistas. Queremos hacer todo por ellos: limpiar, cocinar, llevarlos al hospital o llevarlos a pasear.

A veces, estas expectativas irrealistas pueden venir de otros miembros de la familia que solo sirven como cuidadores secundarios. Puede que estén esperando que dejes tu trabajo y salgas de tu casa para mudarte con el paciente demencial, y que hagas todas las tareas internas y externas.

Tales metas irracionales solo aumentan tu susceptibilidad a la sobrecarga mental y el agotamiento. Por lo tanto, al establecer tus objetivos de cuidador(a), es crucial que solo te concentres en lo que puedes ofrecer cómodamente en cuanto a tus habilidades, capacidad emocional, tiempo, y recursos financieros. En los casos en que tengas tareas significativas y complicadas, puedes dividirlas en pasos más pequeños y centrarte en completar cada paso, uno a la vez.

- **Aceptar Ayuda**

La mayoría de los cuidadores a menudo tienen dificultades para pedir o aceptar la ayuda de otras personas, especialmente cuando la persona no está directamente relacionada con ellos.

Sin embargo, como cuidador de un paciente demencial, debes entender que tú, al igual que tu familia, no pueden hacerlo solos. Por lo tanto, cuando un amigo o vecino te ofrece ayuda, ya sea a través de la asistencia física o financiera, debes darle la bienvenida con manos abiertas.

Por supuesto, puede ser difícil confiar en alguien para cuidar de tu ser querido vulnerable. Sin embargo, hay situaciones en las que no estarías disponible, como cuando estés ocupado en el trabajo. En tales casos, tu mejor opción es la de pedirle a un miembro de la familia o amigo de confianza que cuide a tu ser querido hasta que regreses. Para calmar tu mente, asegúrate de darles toda la información que necesiten para llevar a cabo de manera más eficiente sus tareas de cuidadores. Tal ayuda también puede ser útil cuando te sientas muy agotado y necesites desesperadamente una pausa de tus deberes como cuidador(a).

CONECTARSE CON GRUPOS DE APOYO ADECUADOS

Debido a la prevalencia de la demencia hoy en día, muchos cuidadores de diferentes partes del mundo se han unido para formar innumerables grupos y comunidades que pueden servir como un sistema de apoyo perfecto para otros cuidadores de pacientes demenciales.

En estos grupos, encontrarás cuidadores que han experimentado o están tratando los mismos desafíos que tú. Así, al unirte a tales comunidades de personas que comparten la misma identidad tuya, tiendes a encajar rápidamente, y en poco tiempo te encontrarás haciendo nuevos amigos que realmente entienden lo que se siente estar en tus zapatos. Con una red de apoyo así, puedes superar fácilmente la soledad y el aislamiento.

Pero, además de socializar, los miembros de estos grupos de apoyo suelen compartir historias de la vida real sobre su jornada como cuidadores. A medida que lees o escuchas estas historias, aprendes nuevos consejos o trucos para ayudar a hacer frente a los desafíos que enfrentas como cuidador. Estas historias también pueden servir como una fuente de esperanza e inspiración. La mejor parte es que puedes hacer preguntas o hablar de tus experiencias como cuidador sin ser juzgado.

¿Cómo encontrar el grupo de apoyo adecuado? La mayoría de estos grupos de apoyo están disponibles gratuitamente en el Internet. Así que, todo lo que tienes que hacer es revisar diferentes plataformas de redes sociales, especialmente Facebook y unirte a la que mejor se adapte a tus circunstancias.

CONCÉNTRATE EN TU SALUD PERSONAL

Ya hemos establecido que el cuidado de un paciente demencial a menudo te niega la oportunidad de obtener un sueño de calidad. Sin embargo, puedes monitorear el patrón de sueño de tu ser querido y utilizar esa información para diseñar una rutina eficaz para el sueño. Por otro lado, si tienes insomnio, sería mejor que vieras a un médico que pueda recomendarte opciones adecuadas para curar tu trastorno del sueño.

Además de dormir adecuadamente, debes mantenerte físicamente activo(a). Hacer un simple entrenamiento cardiovascular, al menos 3 a 4 veces a la semana, puede aumentar tu fuerza muscular y la salud en general. La dieta también es una parte esencial de la salud personal. Para prevenir el aumento o la pérdida de peso, debes adherirte a una dieta saludable y beber mucha agua para mantenerte hidratado.

Además, si sospechas que ya estás mostrando algunos de los síntomas de depresión y ansiedad que mencionamos anteriormente, entonces sería mejor que consultaras con un terapeuta lo antes posible.

ABRAZANDO EL SENTIDO DE PROPÓSITO EN TU JORNADA DE CUIDADOR

No importa el número de cargas físicas y emocionales que vienen con el cuidado de un paciente demencial, sigue siendo un trabajo gratificante y satisfactorio para muchos cuidadores de familiares de todo el mundo. Como cuidador primario, la asistencia diaria y los servicios desinteresados hacen una diferencia significativa en la calidad de la vida de tu ser querido. Aunque su condición les hace imposible comprender tus gestos o expresar gratitud, debes abrazar la noción de que estás dedicando una parte significativa de tu vida al cuido de tu ser querido.

¿Qué te hace eso? ¡Que tengas la mejor familia - amigo, cónyuge, hijo o hija – que cualquiera puede tener! Por lo tanto, debes sentirte valorado(a) y realizado(a) de que la dedicación a tu trabajo de cuidador o cuidadora te haya ayudado a asegurarte de que tu ser amado pase los últimos años de su vida de la mejor manera posible.

En última instancia, la dura realidad sobre el cuidador de un paciente demencial es que nadie nace listo para este trabajo. A excepción de aquellos que son cuidadores entrenados profesionalmente, la mayoría de nosotros inesperadamente nos metemos en este compromiso de vida sin conocimiento alguno ni habilidad previa. Así pues, estamos obligados a experimentar la severa carga física y emocional que se dirige explícitamente al cuidador primario.

Afortunadamente, ahora comprendes mejor cómo la condición de demencia de su ser querido está transformando tu vida como cuidador. Por lo tanto, en lugar de ser atrapado o desarmado cuando la dura realidad golpea y casi te hace rendirte, ahora estás equipado con las estrategias perfectas para gestionar específicamente estas cargas físicas y emocionales. En gran medida, tienes menos probabilidades de desarrollar el *síndrome del segundo paciente invisible.* ¿No es eso increíble?

PLAN DE ACCIÓN

> "El cuidado no tiene segundas agendas ni motivos ocultos. El cuidado se da por amor a la alegría de dar sin expectativas, sin ataduras."
>
> – Gary Zukav

Hemos pasado los últimos seis capítulos de este libro explorando los detalles críticos de la demencia desde tres perspectivas principales. Para obtener una comprensión completa sobre la demencia, comenzamos evaluando las perspectivas de los profesionales médicos e investigadores. También examinamos todos los aspectos relacionados con el desarrollo y el manejo de esta condición, incluyendo sus causas, los peligros o factores de riesgo, síntomas, etapas y tratamientos. Luego, cambiamos a la perspectiva del paciente, a través de la cual entendimos la dinámica de la demencia, específicamente desde el punto de vista de tu ser querido. Finalmente, nos enfocamos en ti, el cuidador o la cuidadora, y analizamos tus roles de cuidador y la carga física y emocional que cada cuidador de un paciente demencial está obligado a enfrentar.

Sin duda, te hemos proporcionado una educación exhaustiva sobre el diagnóstico de demencia de tu ser querido. Por lo tanto, ahora estás equipado(a) con el conocimiento adecuado sobre la enfermedad de tu ser querido y tus roles y los deberes como cuidador.

Sin embargo, tener un conocimiento adecuado sobre la demencia no es suficiente para superar los desafíos que se encuentran delante de ti y de tu ser querido demencial. Para navegar, sobresalir y sobrevivir eficazmente a través de cada fase de tu jornada como cuidador de un paciente demencial, este nuevo conocimiento debe ser combinado con el plan de acción correcto. Y eso es lo que vamos a hacer en este capítulo: crear un plan de acción que resume y analice ideas y estrategias prácticas para ayudarte a abordar de manera efectiva algunos de los desafíos mayores que te esperan en esta jornada como cuidador(a).

En lugar de centrarse sólo en una sección, este plan de acción contiene estrategias y consejos eficaces para siete (7) áreas amplias del cuido de pacientes demenciales que incluyen lidiar con la negación de la demencia, el mantenerse en control como cuidador, prevenir el estrés y el abuso del paciente, involucrarse con compasión, crear un entorno doméstico más saludable, relacionarse con otros miembros de la familia y, finalmente, encontrar las actividades adecuadas para tu ser querido. Basado en esta larga lista que acabamos de hacer, es evidente que estamos en un viaje largo y aventurero. ¡Así pues, ponte en una posición muy relajada y comencemos!

CONSEJOS PARA LIDIAR CON LA NEGACIÓN

Hemos mencionado varias veces en los capítulos anteriores que un diagnóstico de demencia desencadena muchas emociones negativas, como la conmoción, la ira, la frustración y la tristeza, tanto en el paciente como en la familia entera. Sin embargo, más allá de estas emociones típicas, hay una reacción peligrosa que la mayoría de los pacientes demenciales, e incluso sus familiares, tienden a mostrar una vez que se confirma el diagnóstico. Es la negación.

Para escapar del miedo y la devastación de enfrentar la verdad de su condición, tu ser querido podría preferir vivir en la negación. Sin embargo, como no quieren creer que nunca podrán vivir esa vida feliz y saludable durante su vejez, optan por el camino más fácil, que es negar la existencia de su enfermedad.

Sin embargo, la reacción de negación por el ser querido es peligrosa y perjudicial tanto para ellos mismos como para ti, su cuidador. Cuando el ser querido está en negación sobre su condición demencial, rápidamente rechaza cualquier ayuda ofrecida. Se niega a seguir las directrices y precauciones de su médico con respecto a la gestión de su condición. Sería imposible hacerles dejar su trabajo, o reducir las horas de trabajo, retirarse de conducir, o incluso aceptarte como su cuidador principal.

No importa lo decidido(a) que tu ser querido pueda ser de vivir continuamente en la negación de su condición, hay pasos que puedes tomar para convencerle a entender y aceptar la realidad de su demencia con una mentalidad positiva. Examinemos estos pasos.

- **Toma un Paso Audaz y Ten esa Conversación Tan Necesaria**

Idealmente, cuando un paciente demencial está en la negación de su condición, discutir ese tema en su presencia se vuelve completamente prohibido. Así, la única manera de iniciar esta jornada para ayudarles a ganar aceptación es abordar el "elefante de la habitación." Entonces, podrás detectar cuando están en un mejor estado de ánimo para discutir el tema. Para evitar su intensa resistencia, tienes que ser discreto al principio y luego gradualmente abrirte al tema.

Debes mantenerte tranquilo y escucharle cuando reaccione negando el diagnóstico. Puedes tratar sutilmente de reconstruir su perspectiva sobre la demencia proporcionándoles datos fiables sobre dicha enfermedad. En lugar de bombardearlos con información que obtuviste del Internet, puedes hacerles ver un programa de televisión o una película relacionada con la demencia. También podría ser un libro o folleto sobre demencia.

Su curiosidad aumentará a medida que le hables continuamente sobre la demencia y le proporciones información importante sobre la condición. Sin embargo, la verdad es que, bajo toda su temible muestra de negación, tu ser amado todavía se preocupa mucho por su salud y bienestar en general. Como tal, no puede rechazar tu oferta de educarle sobre una enfermedad que está a punto de transformar toda su vida.

- **Sé Positivo y Prométele Tu Apoyo**

Los estudios han demostrado que muchos pacientes con demencia que se esconden bajo la sombra de la negación a menudo lo hacen porque sus mentes están llenas de pensamientos sobre los efectos adversos que la depresión tendrá en sus vidas. Como cuidador, eres responsable de cambiar esa perspectiva negativa de tu ser querido por una más positiva. Déjale saber que, aunque actualmente no hay cura comprobada para la demencia, hay tratamientos disponibles para ayudarles a gestionar los síntomas durante mucho tiempo. Basándote en esa información, debes subrayar que la mejor manera para que reciba el cuidado adecuado es la de aceptar esta nueva normalidad. Hacer esto crea una sensación de urgencia que puede hacer que quiera comenzar el proceso de tratamiento casi de inmediato.

También puedes cambiar la opinión de tu ser querido respecto a la demencia a una más positiva, prometiéndole tu apoyo incondicional. Haz que la persona vea y crea que todavía estarás allí junto a él o ella, no importa cuán desafiante sea su condición dentro de los próximos 10 a 15 años. Incluso, puedes empezar a mostrar ese apoyo desde las primeras etapas de la demencia de tu ser querido asistiendo a las citas médicas necesarias con él o ella.

- **No Intentes Obligarle**

No importa cuán comprometido estés para asegurarte de que tu ser querido supere su fase de negación, debes ser empático al acercarse a él o ella. Su fuerte resistencia podría contrarrestar tus primeros intentos. Por favor, no le obligues a aceptar tu realidad cuando esto suceda.

En su lugar, puedes conseguir que su médico le convenza. Dado que los expertos médicos están muy conscientes de los efectos emocionales que puede tener un diagnóstico de demencia en los pacientes, sabrán cómo ayudar a tu ser querido a entender y reconocer la realidad de su condición.

Por otro lado, podría ser que tu ser querido necesite tiempo para aceptar plenamente ese diagnóstico aterrador (Alzheimer's Society, 2021). Hasta que llegue ese momento, debes centrarte más en comprender sus sentimientos y ofrecerle apoyo que en tratar de persuadirle a aceptarlo.

- **Concéntrate en Ti Mismo**

Tu ser querido no es el único que probablemente reaccione en negación después de un diagnóstico de demencia. Al principio, puede que te encuentres tú también tratando fuertemente de negar que el que tu padre o madre, cónyuge, o pariente está experimentando cambios físicos, mentales y emocionales críticos que no puedes controlar. Pero ¿cómo sacas a tu ser querido fuera de la fase de negación cuando tú también estás cayendo profundamente en su trampa?

En primer lugar, debes entender que es natural que te sientas así porque realmente te importa y amas a este paciente. Una vez que hayas reconocido ese hecho, puedes comenzar a cambiar tu perspectiva al aprender más sobre la condición demencial de tu ser querido.

Antes de leer este libro, probablemente pensaste que ser diagnosticado con demencia era una sentencia automática de muerte para tu ser querido. Sin embargo, basándose en lo que ya hemos explorado en los capítulos anteriores de este libro, ahora estarás de acuerdo en que tu ser querido todavía tiene la oportunidad de vivir varios años en buena salud. Para alcanzar este hito importante, necesitan comenzar el tratamiento con medicamentos o con los tratamientos sin fármacos lo antes posible.

CONSEJOS PARA MANTENER EL CONTROL

Como cuidador de un paciente demencial, es imperativo que siempre estés en control de las actividades diarias de tu ser querido. A medida que tu ser querido avanza a las etapas moderadas y posteriores de su condición, se vuelve más dependiente de ti para sobrevivir cada día. Por lo tanto, no puedes permitirte perder el control.

Los factores desafiantes -como la resistencia violenta de tu ser querido cuando le ofreces ayuda y las frustraciones del estrés físico, mental y financiero diario del cuidado - a menudo son los principales culpables que te impiden mantenerte en el control. Aquí veremos ahora algunos consejos para ayudarte a superar estos desafíos y que permanezcas en el dominio como el cuidador principal de tu ser querido.

- **Adoptar Técnicas de Planificación Efectiva**

En el mundo de la demencia, la planificación implica un proceso crítico de descomponer las responsabilidades del cuidado de tu ser querido en tareas más pequeñas y gestionables.

Como cuidador, hay varias técnicas de planificación que puedes adoptar para sentirte con más control y menos estresado. Una de las mejores técnicas consiste en crear un plan de rutina estable para tu ser querido demencial.

Para crear un plan de rutina increíble, debes asegurarte de que tu ser amado siga una rutina consistente para bañarse, cuidarse, vestirse, comer, tomar medicamentos y hacer otras actividades diarias. A través de la repetición frecuente, la rutina se implanta o se almacena en su memoria a largo plazo e incluso comienzan a anticipar lo que traerá cada día.

Por lo tanto, aún sin tu supervisión, podrás notar que el paciente se mueve rápidamente de una actividad a otra. Esa sensación de orden y la capacidad de predecir correctamente su patrón de vida diaria hacen que tu ser querido se sienta más cómodo, y es menos probable que se sienta ansioso o agitado.

Además de crear planes de rutina estables, también debes hacer una lista diaria de tareas que deseas completar y el marco de tiempo dentro del cual debes hacerlo. También, necesitas un sistema de recordatorios constantes de las tareas esenciales que tienes que completar. Por ejemplo, tales obligaciones podrían implicar una cita médica o darle los medicamentos a la persona con demencia.

Te invito a descargar el regalo de bonificación que tengo para ti que te ayudará a establecer un plan de acción completo. El enlace lo puedes encontrar al final de este libro.

- **Envuelve a Tu Ser Amado**

No importa la fase de demencia en la que esté tu ser amado, debes involucrarle en la rutina planificada en la medida en que su condición se lo permita. Por ejemplo, puedes incluirle en tareas domésticas más manejables, como doblar la ropa, lavar los platos, seleccionar ropa, etc. Por supuesto, es posible que necesite ayuda para completar el trabajo correctamente. Sin embargo, esas actividades le ayudarán a sentirse más involucrado en su propio cuidado. Por lo tanto, debes elogiarle por sus esfuerzos y reforzar su sentido de autoestima (American Seniors Housing Association, 2022).

CONSEJOS DE PREVENCIÓN DEL ESTRÉS DEL CUIDADOR Y EL ABUSO AL PACIENTE

Tu mente está obligada a estar en un estado constante de hiperactividad cuando eres un cuidador(a) que brinda atención y apoyo durante todo el día a un paciente demencial, mientras que al mismo tiempo te ocupas de tus obligaciones familiares y personales. Aunque puede que no te des cuenta, todo lo que haces requiere la ayuda de tu mente. Por lo tanto, siempre estás lleno(a) de pensamientos, planes y emociones, a menudo hostiles. Y, como hemos dicho cuando hablamos de la sobrecarga cerebral y el agotamiento, llegas a un punto en el que esta información que recibes se vuelve demasiado, y comienzas a perder tu mente porque ya no puedes manejar la carga mental y emocional.

En esa etapa, podrías reaccionar negativamente hacia tu ser amado al punto de comenzar a atacarle con resentimiento. Sin embargo, una manera significativa de prevenir tales consecuencias graves es asegurarse de que tu mente se libere de la carga mental y emocional a la que te sometes a diario. Y es ahí donde entra la poderosa herramienta de la meditación para salvarte el día.

- **Herramientas de Meditación**

La meditación es una herramienta de autoatención que te permite pulsar el botón de pausa para escapar de tu realidad y recuperar el control de tu mente temporalmente. Al tomar el control a través de la meditación, retiras tu mente de su estado vagabundo y la sustituyes por el momento presente, donde puedes reflexionar sobre los pensamientos, emociones y cualquier otro elemento inmerso en tu mente.

A medida que reflexionas mientras meditas, también te haces consciente de tus pensamientos y emociones más ocultos y encubiertos, algunos de los cuales probablemente nunca sabías que se habían confinado en tu mente. Por lo tanto, la adquisición de esa mayor conciencia de sí mismo hace que sea más fácil reconocer y filtrar esas emociones y pensamientos negativos que contribuyen a tu estrés diario y a tu espíritu. Cuanto más filtras continuamente esos elementos nocivos, más tu mente se eleva a un estado muy tranquilo. Y cuando eso sucede, experimentarás un mayor grado de paz interior, alegría y confianza porque tu mente estará libre de cualquier carga mental y emocional.

Tener una sensación general de calma y satisfacción juega un papel importante en asegurar que a tu ser querido se le dé el mejor cuidado posible. Incluso cuando te enfrentas a la agresividad y la violencia de tu paciente demencial, ejerces eficazmente un nivel admirable de autocontrol.

Así pues, ¿no es increíble que, con sólo una herramienta de autocuidado, puedas disfrutar de todos estos beneficios: descuido mental, manejo del estrés, autoconciencia y, lo más importante, una mayor sensación de calma y felicidad? ¡Por supuesto que lo es! Sin embargo, la pregunta pertinente sigue siendo: "¿Cómo practicas la meditación como cuidador de un paciente demencial?"

Hay varias técnicas de meditación como el yoga, tai chi y qi gong actualmente disponibles. Sin embargo, estos ejercicios a menudo implican mucho compromiso, especialmente del tiempo. Desafortunadamente, el tiempo es un lujo que no puedes sufragar como cuidador solitario que tiende a las necesidades de su ser querido demencial, su familia, así como sus obligaciones. Sin embargo, hay otras formas de practicar la meditación. De hecho, puedes obtener los beneficios de la meditación sin hacer ningún movimiento corporal en particular.

¿Suena increíble? Aquí hay algunos consejos útiles para practicar la meditación de las maneras más básicas y obtener todos sus beneficios.

1. Siéntate Tranquilamente Sin Hacer Nada

Una forma elemental pero potente de mediación implica sentarse sin hacer nada durante un corto período de tiempo. Cómo te sientes o coloques las manos no importa en esa situación, por lo que no debes preocuparte por ello.

Lo que más importa es sentarse en un lugar tranquilo y sosegado. Puedes estar en una habitación vacía dentro de tu casa o afuera donde tengas acceso directo a la naturaleza. Mientras estás sentado(a), intenta bloquear tu mente de pensar en cualquier cosa.

Por supuesto, sentarse en silencio sin hacer nada puede sonar bastante extraño. Sin embargo, la calma y el silencio son realmente influyentes en tu mente. Está poniendo una pausa deliberada en tu mente hiperactiva que ha estado pensando, analizando y descubriendo cosas a lo largo del día (Crumpler, 2022). Así que, en lugar de pensar en el estrés, las tareas y las preocupaciones, obliga intencionalmente tu mente a tomar una pausa y concentrarse en el momento presente de "nada."

Durante tus primeros intentos, es posible que necesites ayuda para detener completamente tu mente de vagar. Sin embargo, a medida que seas más consistente en tu práctica, se te hará mucho más fácil llevar tu mente a un lugar tranquilo y eliminar esas preocupaciones y estrés.

Lo mejor de esta forma de meditación es que puedes hacerlo tantas veces en un día como quieras. De hecho, una vez que sientas que estás emocionalmente abrumado(a), encuentra un lugar tranquilo y siéntate en silencio. En menos de 10 minutos, obtendrás el efecto calmante que tu mente necesita.

2. Concéntrate en Tu Respiración

Recuerda que, en tus primeros intentos de meditar, sería difícil impedir que tu mente vagara o se desviara del momento presente. Concentrarse en la respiración durante la meditación es la solución perfecta para superar el desafío de la mente vagando.

Así es cómo funciona:

Mientras estés sentado(a) en un lugar tranquilo, inhala y expira lentamente. Se espera que te concentres totalmente en cómo respirar hacia dentro y hacia afuera. Incluso puedes contar en voz alta para que sea más fácil. Así que, inhala y exhala, luego cuenta "1". Una vez más, respira profundo: inhala y exhala, luego cuenta "2."

Sigue el mismo patrón hasta contar hasta diez. En ese momento, te sorprenderás de lo rápido que tu mente se ha desplazado del estrés percibido y carga emocional a un estado más relajado y tranquilo.

3. Presta Atención a Los Sonidos

Lo mejor de la meditación es que hay muchas oportunidades para practicarla cuando te rodean diferentes sonidos relajantes y sutiles. Por ejemplo, puedes meditar mientras te duchas y tu mente esté en caos. En ese baño tranquilo, puedes practicar una meditación de 5 a 10 minutos. Todo lo que tienes que hacer es concentrarte en el agua que pulsa sobre tu cuerpo para mover tu mente de ese estado caótico al punto en el que ya no estás pensando en nada más que en ese momento presente (Abrahms, 2020).

Hay otros sonidos que pueden servir como punto focal para practicar la meditación. Podrían, por ejemplo, provenir del ladrido de un perrito, de una cortadora de césped, o incluso del sonido de la lluvia cayendo del cielo.

4. Toma un Paseo

¿Quién dijo que hay que estar sentado para practicar la meditación de manera efectiva? ¡Nadie! Así que, cuando tengas a alguien que pueda cuidar por un momento a tu ser querido demencial, puedes rápidamente caminar alrededor de tu comunidad. A medida que caminas, debes observar tus pasos por el camino. Incluso puedes contar los pasos para mantener tu concentración. Además de monitorear tus pasos por el camino, puedes mirar a tu alrededor y prestar atención a tu entorno conscientemente.

En última instancia, como cuidador de un paciente demencial, puedes incorporar la práctica de la meditación a tu rutina diaria. Al hacerlo, lograrás hacer una pausa intencional en tu vida por solo unos minutos para luego continuar con el resto de tu día. Siempre recuerda que no hay restricción alguna; puedes meditar tantas veces en el día como desees. Así pues, en el mismo momento en que te sientas mental y emocionalmente abrumado(a), toma una pausa para meditar y recuperar el control sobre tu mente caótica.

CONSEJOS PARA COMPROMETERSE CON COMPASIÓN

Algunos de los desafíos más significativos que enfrentarás como cuidador(a) provienen de la falta de comunicación adecuada entre tú y tu ser querido.

Debido al deterioro de su memoria y habilidades lingüísticas, los pacientes demenciales a menudo no pueden expresar claramente sus necesidades y sentimientos. Y el hecho de que nadie los entienda o conceda sus necesidades los hace violentos, agresivos y ansiosos.

Pero sabemos que esta frustración no suele ser unilateral. Como cuidador que está genuinamente comprometido con la mejora de la calidad de la vida de su ser querido, también no puedes evitar sentirte enojado y frustrado cuando tu ser amado no se está comunicando sino mostrando comportamientos agresivos y resistiendo tu oferta de ayuda.

Sin embargo, aquí hay algunos consejos vitales que te pueden ayudar a involucrarte y compartir con tu ser querido de la manera más compasiva, incluso cuando esté siendo agresivo(a) y ansioso(a).

Debes:

- Respetar el espacio personal de tu ser querido y permitirle disfrutar de toda la independencia como su condición lo permita. Por ejemplo, si todavía pueden elegir sus vestidos por sí mismos, déjenlos hacerlo sin intervención de tu parte.

- Siempre trata de involucrarle en una conversación bidireccional cuando esté en su mejor estado de ánimo. No importa cuánto dure la discusión; asegúrate de que tu ser querido entienda que estás verdaderamente interesado(a) en saber lo que él o ella piensa y siente.

- Cuando tu ser querido está frustrado y no coopera, habla con él o ella con calma y asegúrale tu constante apoyo y lealtad. Siempre muéstrale tu lado empático.

- Si notas que el paciente no parece recordar o reconocer quién eres, recuérdale sutilmente, sin hacerle sentirse estúpido o mentalmente enfermo.

- Pasar el mayor tiempo posible con ellos. Evita intentar forzarlos a comunicarse con palabras durante esos momentos. En su lugar, los dos de ustedes pueden participar en actividades divertidas y emocionantes que el paciente disfruta. Con el tiempo, se sentirá más cómodo(a) contigo.

CONSEJOS PARA CREAR UN ENTORNO DOMÉSTICO MÁS SALUDABLE

Estudios recientes han demostrado que los pacientes demenciales que reciben cuidados domiciliarios tienden a vivir una vida más larga, más saludable y feliz que los que viven en instalaciones médicas. Sin embargo, antes de que tu ser querido pueda disfrutar de tales beneficios increíbles, el hogar en el que viven debe ser lo más amigable posible para el paciente demencial. Por lo tanto, una casa debe ser modificada y acondicionada para garantizar la seguridad e independencia de la persona que sufre de demencia.

Ahora que comprendes cómo los problemas de movilidad y equilibrio de tu ser querido aumentan su riesgo de caídas a medida que progresan a través de las fases moderadas de la demencia, es importante ser especialmente consciente y preparado. El deterioro de su memoria a menudo los hace más propensos a vagar y abandonar su actividad a mitad del camino. Tales situaciones pueden tener consecuencias significativas e incluso poner en peligro la vida del paciente. Entonces, ¿cómo puedes, junto al resto de la familia, modificar la casa de tu ser amado en un entorno preparado para un paciente demencial?

Debes:

- Escanear toda la casa y eliminar todos los elementos innecesarios que ocupen espacio.

- Limpiar las cosas que puedan hacer que tu ser querido se caiga al caminar sobre las pequeñas alfombras o los cables eléctricos por el suelo. También deben ser eliminadas o echadas a la basura las cortinas y alfombras con patrones complicados que puedan confundir al paciente.

- Si hay escaleras en la casa, debes asegurarte de que estén equipadas con al menos una ranura (National Institute of Aging, 2021). Luego, colgar una alfombra firme y pintar los bordes de las escaleras para que tu ser querido pueda diferenciar los escalones.

- Instala detectores de seguridad como monitores de caídas, alarmas de humo, y alarmas de monóxido de carbono estratégicamente alrededor de la casa. Hacer esto te ayudará a alertarte en caso de que tu ser querido esté en riesgo.

- Asegúrate de que haya iluminación adecuada en cada habitación o área exterior alrededor de la casa donde es probable que el paciente se mueva.

- Coloca señales, fotos y notas engomadas alrededor de la casa para ayudar al paciente a identificar a dónde pertenecen sus cosas o el propósito de cada habitación.

- Siempre guarda con seguridad los productos domésticos no comestibles, tales como los productos para la limpieza y lavado de la ropa, en un armario que no sea accesible a su ser amado.

¿CÓMO EVITAR QUE TU SER QUERIDO DEAMBULE Y SE PIERDA?

¿Sabías que seis de cada diez pacientes demenciales deambulan accidentalmente y se pierden al menos una vez? Estas estadísticas son pruebas claras de que casi todas las personas con demencia corren un alto riesgo de ambular.

Nuestra mejor opción es la de reducir estos riesgos ahora que estamos bien conscientes del gran peligro que corre nuestro ser querido, inclusive para su propia vida, cuando ande deambulando.

A continuación, tenemos algunas medidas preventivas que puedes tomar para proteger a tu ser querido de deambular y perderse.

- Equipar tu hogar con dispositivos de seguridad como campanas de advertencia en las puertas o un dispositivo de monitoreo que envía una alerta cuando la puerta principal de la casa se abra. Incluso puedes colocar una alfombra sensible a la presión delante de la puerta o junto a la cama de tu ser querido para avisarte cuando haga cualquier movimiento.

- Instala una verja o cubierta que rodee toda la casa, el patio u otra zona al aire libre que tu ser querido tiende a visitar.

- Si el paciente todavía vive solo, asegúrate de que lo vigiles con la mayor frecuencia posible. También puedes informarles a los vecinos sobre su condición para que ellos puedan chequear y ponerse en contacto contigo si notan algo extraño acerca de tu ser querido.

- Evita llevar a la persona a un centro comercial o a parques que estén sobrecargados de gente.

- No dejes al paciente solo(a) en la casa o en el coche.

- Siempre asegúrate de que cuidar de las necesidades básicas del paciente, como la comida, el agua, y el aseo, para que no tengan excusa para salir.

CONSEJOS PARA LIARTE CON TU FAMILIA

Al discutir en el capítulo anterior las diferentes estrategias de afrontamiento para cuidadores, enfatizamos que no importa lo competente y decidido que puedas ser, será imposible y quizás suicida para ti el que asumas todas las responsabilidades relacionadas con el cuidado tú solo(a). Por lo tanto, es necesario buscar ayuda y aceptarla cuando otros tratan de ofrecértela.

Aunque es posible que no te des cuenta, es normal que otros miembros de la familia sean inconscientes de las responsabilidades y situaciones estresantes que pasas como cuidador principal. En lugar de esperar que te entiendan a lo largo del tiempo, es tu responsabilidad iluminarlos y ayudarles a darse cuenta de que el cuidar de un paciente demencial no es un trabajo para una sola persona.

Pero, hacerles comprender es sólo el comienzo. También tienes que encontrar la manera de hacerles compartir las responsabilidades del cuidado. Por ejemplo, podrías invocar una reunión familiar o pedirle al miembro mayor de la familia que lo haga. Antes de ir a esa reunión, debes asegurarte de que tengas contigo una lista de todas las responsabilidades de cuidado actuales y previstas. Luego presenta esa lista a cada miembro de la familia y que elijan una opción que se adapte a sus habilidades, recursos financieros, y capacidad emocional.

Al final, los roles pueden ser repartidos de manera desigual. Sin embargo, habrás construido con éxito un equipo familiar de cuidadores de apoyo que se asegurarán de que nunca llegues a un estado de agotamiento o de perder la mente. Por lo tanto, imagínate que tienes diferentes ayudantes para las obligaciones externas como conducir y acompañar al paciente a las citas médicas, investigar las mejores instalaciones de tratamiento y cuidado, y atender a las responsabilidades legales y financieras del paciente. Tu vida como cuidador será mucho más fácil, y serás capaz de proporcionar el mejor cuidado práctico para tu ser querido.

Así, tampoco estarás sobrecargado por el estrés financiero generado por la enfermedad. Cada miembro de la familia tendrá que contribuir, dependiendo de cuánto se puedan permitir. La familia también puede obtener ayuda financiera externa de organizaciones sin fines de lucro.

CONSEJOS PARA ENCONTRAR LAS ACTIVIDADES ADECUADAS PARA TU SER QUERIDO

Además de compartir las responsabilidades del cuido, tú, y otros miembros de la familia, pueden desarrollar ideas colectivamente para actividades divertidas, pero que sean cognitivamente desafiantes para tu ser querido demencial.

Hoy en día, tenemos innumerables actividades recomendadas para mejorar los síntomas de los pacientes demenciales. Por lo tanto, hacer la elección más apropiada para tu ser querido, a menudo es una tarea desafiante por lo que necesitas la ayuda de otros miembros de la familia. Al igual que tú, ellos también ya tienen el conocimiento adecuado de los intereses, pasatiempos y preferencias del paciente.

Sin embargo, hay pasos específicos que puedes tomar si realmente quieres encontrar el conjunto correcto de actividades que pueden ayudar a tu ser querido a sentirse productivo y confiado dentro sus capacidades.

La mejor manera de comenzar el proceso de selección es considerar dónde se encuentran los intereses significativos de tu ser querido - antes de su diagnóstico, ¿qué actividades tu ser querido solía disfrutar más? ¿En qué tareas específicas eran buenos para realizar en la casa?

Una vez que hayas descubierto estos intereses, encontrarás actividades relacionadas a ellas. Por ejemplo, si tu ser querido solía ser genial en organizar las cosas alrededor de la casa, puedes seleccionar fácilmente actividades que le permitan gestionar cosas y sentir una sensación de logro.

Sin embargo, debes asegurarte de que las actividades seleccionadas no sean ni demasiado fáciles ni demasiado difíciles para la capacidad cognitiva actual del paciente (Stringfellow, 2019). Si lo encuentran demasiado fácil, pueden sentirse insultados o aburrirse fácilmente. Pero si no pueden completar las actividades seleccionadas con éxito, puede que se sientan decepcionados o incluso se consideren fracasados.

Para hacer este proceso más fácil para ti y la familia, hemos recopilado algunas de las actividades más productivas y probadas contra el fracaso y que tu ser querido podría disfrutar.

Recuerda que debes seguir probando diferentes actividades hasta que encuentres la que más disfruta tu ser querido. ¡Veamos!

1. Actividades Basadas en Habilidades de Vida Diaria

La mayoría de los cuidadores creen que las actividades para los pacientes demenciales deben ser planificadas, como juegos o actividades de pasatiempo. Sin embargo, las mejores actividades pueden requerir que tu ser querido participe con sus habilidades de vida diaria. Por ejemplo, estas actividades podrían involucrar el mantenimiento de su cepillo de dientes y el cepillado de sí mismos, plegando los guantes, poniendo o limpiando la mesa, seleccionando su ropa para el día, o incluso regando las plantas alrededor de la casa (Stringfellow, 2019).

Por supuesto, no serían capaces de completar estas actividades de forma independiente, pero con tu orientación, y tal vez junto con el apoyo de otros miembros de la familia, pueden hacer que funcione. Estas actividades llenan a tu ser querido de una sensación de logro y confianza además de mantenerlos felices y satisfactoriamente comprometidos. Se sienten como si estuvieran contribuyendo masivamente al buen funcionamiento del hogar.

No importa lo bien o mal que realicen esas actividades, debes esforzarte por elogiar sus esfuerzos y hacer que se sientan bien por su arduo trabajo. El estímulo juega un papel importante en cómo se puede sentir tu ser amado.

2. Resolver Rompecabezas de Fotografías

Si tu ser querido alguna vez disfrutó de resolver rompecabezas, esta actividad podría ser la opción perfecta. Sin embargo, tú mismo(a) puedes hacer unos rompecabezas con fotografías en lugar de obtener los rompecabezas tradicionales que podrían ser más difícil de resolver para tu ser querido. Todo lo que tienes que hacer es imprimir y laminar una copia de la foto favorita de tu ser querido. Puede ser una foto de sí mismo o una foto familiar general.

Una vez que hayas laminado la foto, córtala en varias piezas como los rompecabezas comerciales en el tamaño que pienses que tu ser querido pueda manejar con facilidad (DailyCaring Editorial Team, 2022). Cuando el paciente esté en buen estado de ánimo para jugar, preséntale el rompecabezas y le animas mientras intenta resolverlo.

3. Sorteo de Monedas

El sorteo de monedas puede ser una actividad divertida y emocionante para los pacientes demenciales que disfrutaban de organizar las cosas. En este caso, recoge el cambio de monedas que tengas disponible; luego, obtén tazas o vasos pequeños para que tu ser querido pueda ordenar las monedas.

Aunque esta actividad puede parecer muy simple para una persona promedio, tu ser querido puede encontrarla muy compleja; por lo tanto, si logra completarla bien, estará bien entusiasmado y se sentirá valioso y confiado.

Los materiales para ordenar no tienen que ser monedas. Podrían ser telas de diferentes colores y texturas si, por ejemplo, tu ser querido solía ser alguien interesado en la costura o cualquier otra artesanía de telas. Si fue un reparador o le gustaba el mantenimiento, las tuercas y tornillos podrían ser una mejor opción. A continuación, tienes algunas actividades planificadas en que tu ser querido puede participar junto contigo y los demás familiares.

Puedes:

- Crear una caja o bolsa de memorias con el paciente, permitiéndole seleccionar elementos aleatorios que les recuerden sus memorias. Podría ser cualquier cosa: libros, ropa, tesoros, productos perfumados, etc.

- Escucha su música favorita y baila con el paciente.

- Escribe notas breves en tarjetas y compártanlas entre ustedes.

- Organiza eventos familiares como una noche de juegos o un picnic al aire libre con el paciente. Al organizar un picnic familiar, debes tener en cuenta las necesidades únicas de tu ser querido. Por ejemplo, puedes proporcionar sillas de cámping en lugar de que se sienten todos en el suelo para asegurarse de que el paciente no tenga problemas para sentarse durante el picnic.

- Ir a paseos cortos en áreas sin ramas u otros obstáculos que podrían impedir que tu ser querido se mueva libremente y obtenga algún ejercicio. Puedes visitar los parques o incluso tomar paseos cortos alrededor del vecindario en las mañanas.

En última instancia, debes entender que tu ser querido no puede ni siquiera disfrutar de las actividades seleccionadas a pesar de todos tus esfuerzos. Sin embargo, está completamente bien, por lo que no debes derrotarte por ello. En su lugar, puedes cambiar fácilmente a otra actividad que creas que podría gustarle.

Encontrar actividades adecuadas para tu ser querido a menudo es un largo proceso de prueba y error, pero al final, encontrarás las opciones correctas; y vale la pena la larga búsqueda con tal de ver a tu ser amado feliz.

Y, siguiendo en esa misma nota alegre, hemos llegado al final de este capítulo bastante largo y aventurero. Sin embargo, vale la pena cada segundo dedicado a esta exploración porque ahora has obtenido un conocimiento adecuado sobre cómo sobrevivir a algunas de las fases más desafiantes de tu jornada como cuidador o cuidadora de un paciente demencial.

Pero antes de concluir este libro, debemos descubrir el último rompecabezas. Entonces, ¿estás dispuesto(a) a participar de esta última búsqueda del tesoro? ¡Comencemos!

OBTENER AYUDA / RECURSOS

> "Una persona que se preocupa por otra representa el mayor valor de la vida."
>
> –Jim Rohn

En el último capítulo, no hay duda de que hemos formulado un plan de acción eficaz para garantizar el éxito en tu jornada de cuidador(a). Sin embargo, en esta última ronda, haremos los toques finales pero críticos para prepararte completamente para los desafíos interminables del cuido de un paciente demencial. Como cuidadores primarios, muchos de nosotros a menudo no somos conscientes de los increíbles recursos y servicios disponibles para hacer nuestro trabajo más fácil y menos gravoso. Por lo tanto, nuestro objetivo en este capítulo es el descubrir y examinar aquellas fuentes de ayuda disponibles, así como dónde y cómo se pueden obtener.

Sin embargo, para permitir una mejor comprensión, clasificamos estos recursos y servicios útiles en dos categorías: obtener ayuda para ti mismo como cuidador primario y recibir ayuda para tu ser querido.

En cada categoría hay tres secciones. En tu categoría como cuidador primario, discutiremos cómo puedes obtener la ayuda adecuada para evaluar tus niveles de estrés, hacer pausas temporales de tus responsabilidades como cuidador y conectarte con un sistema de apoyo eficaz. Por parte de tu ser querido, descubriremos cómo puedes encontrar las fuentes de información adecuadas sobre su condición, cómo manejar su deterioro de la memoria, y los servicios de cuidado profesional adecuados que puedes adoptar para él o ella cuando el momento sea el adecuado.

OBTENER AYUDA PARA TI MISMO COMO CUIDADOR PRINCIPAL

1. Evaluación del Estrés del Cuidador

Aunque hemos identificado los síntomas más notables del estrés del cuidador y el agotamiento en el capítulo seis, hay una gran posibilidad de que todavía encuentres difícil detectar claramente cuando tus niveles de estrés exceden lo normal y se acercan al punto de agotamiento. Afortunadamente, no tienes que visitar a un experto médico antes de confirmar si realmente sufres del estrés o el agotamiento de los cuidadores.

Actualmente, los expertos médicos y las organizaciones en el campo del cuidado de la demencia han diseñado cuestionarios estandarizados, pruebas y listas de evaluación con las que puedes, como cuidador primario, evaluar o medir el nivel de estrés o agotamiento (American Psychology Association, 2020).

En la mayoría de los casos, estos cuestionarios, pruebas y evaluaciones contienen una lista fija de los sentimientos y síntomas comunes experimentados por los cuidadores de pacientes demenciales. Luego, además de cada síntoma o sentimiento declarado, asignas una puntuación para describir la medida en que estás experimentando esos síntomas. El uso de números o puntuaciones es principalmente común en los cuestionarios de evaluación del estrés. Sin embargo, para los cuestionarios o evaluaciones, es probable que te encuentres opciones como "Nunca, A veces, A menudo, o Raramente". Y todo lo que tienes que hacer es seleccionar las opciones específicas que mejor describan la medida en que experimentas cada uno de los signos de estrés identificados.

Después de completar la evaluación, también obtendrás información adecuada sobre dónde te encuentras dentro espectro del estrés, y las estrategias específicas para el manejo del estrés que serían más eficaces para tu condición. Lo mejor de estos instrumentos de evaluación es que son rápidos y fáciles de completar. Puedes llenarlos casi todos los días si lo deseas. Hacer esto te permitirá determinar cómo cambia tu nivel de estrés durante un período determinado.

Pero la pregunta pertinente es, ¿dónde y cómo encontramos estos instrumentos estandarizados de evaluación del estrés para cuidadores? Están disponibles principalmente por la red (Internet), pero siempre se pueden descargar e imprimir en papel.

Aquí están algunas de las mejores herramientas de evaluación del estrés de los cuidadores (aunque son en inglés) que puedes encontrar en la red y las direcciones de sitios web con las que puede acceder a ellos.

1. AARP's Caregiver Stress Quiz

https://www.aarp.org/health/healthy-living/info-2022/self-care-quiz.html

2. Alzheimer's Society of Canada's Caregiver Stress Assessment Checklist

https://bit.ly/caregiver-assessment-checklist

3. American Psychological Association's Caregiver Self-Assessment Questionnaire

https://www.healthinaging.org/tools-and-tips/caregiver-self-assessment-questionnaire

4. Kingston Caregiver Stress Scale (KCSS)

http://www.kingstonscales.org/caregiver-stress-scale.html

5. National Caregivers Library's Caregiver Self-Assessment Questionnaire

https://bit.ly/caregiver-self-assessment

ADOPCIÓN DEL CUIDADO DE RELEVO PARA EL ALIVIO TEMPORAL DE LOS DEBERES DE CUIDADO

Si realizas que tu nivel de estrés es bastante alto después de utilizar alguno de los instrumentos de evaluación que identificamos en la sección anterior, el autocuidado es una de las estrategias de manejo que la agencia de evaluaciones te recomendará. Y una de las mejores formas de obtener un autocuidado adecuado como cuidador de un paciente demencial es el tomar un descanso temporal de tus responsabilidades de cuidador. Pero ¿cómo podrá tu ser querido sobrevivir sin su cuidador principal?

En este caso, la opción más fácil es la de conseguir que otros miembros de la familia o amigos tomen el control durante unos días o semanas, dependiendo de cuánto tiempo de descanso desees pasar. Sin embargo, sólo algunos de nosotros tenemos familiares o amigos con el tiempo, la energía, o la capacidad emocional para manejar adecuadamente nuestras responsabilidades como cuidadores. Por lo tanto, este desafío nos deja con un último recurso: *el cuidado de relevo.*

El cuidado de relevo es un servicio que permite a tu ser querido demencial recibir la mejor atención profesional disponible en un ambiente seguro y acogedor, mientras que tú, su cuidador principal, tomas una pausa por unas horas, días o incluso meses (Alzheimer's Association, 2021). Sin embargo, al tener tu ser querido en cuidado de relevo, puedes disfrutar de forma cómoda y pacífica a través de diferentes actividades de autoatención. Podría ser el ir de compras, visitar el spa, viajar con amigos que no hayas visto desde hace años, participar en actividades como nadar, bailar, y hacer ejercicio que son divertidos; o quizás simplemente tomar un tiempo libre para recargarse.

Por lo tanto, consideremos dos tipos principales de servicios de cuidados de relevo que puedes utilizar para tu ser querido demencial cuando necesites tomar una pausa temporal de tus responsabilidades como cuidador.

- **Servicios de Salud en la Casa**

Contratar servicios de salud en la casa es una gran opción para el cuidado de relevo, especialmente si tu pausa temporal dura tiempo moderado. Además, si te encuentras en un trabajo que ocupa la mayor parte de tu día, entonces esta opción podría ser un arreglo perfecto. No importa si tu ser querido todavía está en las primeras etapas de la enfermedad.

Sin embargo, esta opción de descanso implica el empleo de uno o más proveedores de salud en el hogar con experiencia suficiente en el cuidado de pacientes demenciales para proporcionar la mejor asistencia profesional a tu ser querido.

En general, los proveedores de atención a domicilio ofrecen una amplia gama de servicios médicos y no-médicos. Los servicios no-médicos como el cuidado personal, las tareas domésticas y la compañía, se están volviendo cada vez más populares (Alzheimer's Association, 2021).

En lo que respecta a los servicios de acompañantes, el proveedor de salud domiciliario contratado dedica una supervisión de 24 horas o visitas consistentes a tu ser querido. Los servicios de cuidado personal involucran ayudar a los pacientes con actividades como el baño, el vestirse y comer, mientras que los servicios de ama de casa cubren tus tareas domésticas, las compras de comestibles y la cocina.

En contraste, los servicios médicos de un proveedor de atención médica a domicilio implican tareas más complicadas como poner inyecciones, el cuidado de heridas, terapia física y tratamientos para infecciones menores (Alzheimer's Association, 2021). Así, como cuidador primario, debes asegurarse de que solo se empleen profesionales de la salud con licencia para cuidar de las necesidades médicas de tu ser querido en el hogar.

Encontrar a los proveedores de salud a domicilio que sean adecuados para reemplazarte como cuidador primario puede ser complicado. Por lo tanto, siempre es útil pedir recomendaciones de expertos como el médico primario de su ser querido, o amigos y familias con experiencia de primera mano con estos servicios de atención domiciliaria.

- **Centros de Cuidado Diurno para Adultos**

Los centros de cuidado diurno para adultos son como las instalaciones de vida asistida pero a tiempo parcial. Estos centros ayudan a asumir tu posición como cuidador primario durante aproximadamente siete a diez horas al día durante los días de la semana, aunque algunos centros de cuidado diurno para adultos también trabajan los fines de semana.

La función general de un centro de cuidado diurno para adultos es proporcionarle a tu ser querido la oportunidad de conocer a otras personas como ellos y participar en actividades sociales divertidas que pueden ralentizar la progresión de su enfermedad cerebral. Más allá de esa función primaria, también pueden proporcionar servicios médicos, atención personal o terapia de comportamiento. Pero la prestación de estos servicios varía de un centro a otro.

Por lo tanto, antes de inscribir a tu ser querido en un centro de cuidado diurno para adultos, debe hacer todas las consultas necesarias sobre sus servicios para asegurarte de que se adapte a las necesidades especiales de tu ser querido.

CREA TU PROPIO GRUPO DE APOYO

Por mucho que a cada cuidador le gustaría tomar descansos temporales frecuentes de sus responsabilidades de cuidador, el cuidado de relevo no es algo que todos podamos permitirnos con facilidad tan a menudo y durante el tiempo que queramos. Sin embargo, tener un sistema de apoyo robusto fuera de tus familiares y amigos puede complementar en gran medida tus pausas irregulares de cuidado. Seguramente recuerdas cuando discutimos sobre la perspectiva del cuidador de un paciente demencial y mencionamos que conectarnos con el grupo de apoyo adecuado es una estrategia efectiva para manejar el estrés del cuidador.

Unirse al grupo ideal de apoyo para cuidadores te permite conectarte con otros compañeros cuidadores que experimentan las mismas luchas diarias que tú, y pueden relacionarse verdaderamente con tus emociones y sentimientos. Te ayudan a ver y aceptar que no estás solo en el camino como cuidador, sino que, más bien, tienes muchos compañeros que te acompañan por el mismo camino (Smith, 2022). Además, obtienes lecciones y conocimientos valiosos de parte de otros cuidadores a medida que comparten sus luchas y cómo consiguieron superar algunas de esas luchas o todas.

Hay dos maneras principales de encontrar los mejores grupos de apoyo. Puedes buscar uno en tu comunidad local o unirte a un grupo de apoyo en línea si no es conveniente para ti salir a menudo y asistir a reuniones regularmente. Sin embargo, estos dos tipos de grupos de apoyo son igualmente beneficiosos.

Mientras que los grupos locales de apoyo te permiten formar relaciones íntimas con un número limitado de cuidadores de pacientes demenciales, los grupos de apoyo en línea te dan acceso a cuidadoras de diferentes partes del mundo desde la comodidad de su hogar y en el momento más conveniente (Smith, 2022). No importa lo raro que sea el tipo de demencia de tu ser querido tenga, siempre encontrarás en el grupo de apoyo en línea a un cuidador que trate con el mismo tipo de demencia. Además, si alguna vez tienes alguna emergencia relacionada con la condición de tu ser querido, siempre puedes ponerte en contacto con el grupo de apoyo en línea y obtener la ayuda rápida que necesitas.

Aquí están algunos de los mejores grupos de apoyo de cuidadores en línea a los que puedes considerar unirte. Pero ten en cuenta que la mayoría de estos grupos de apoyo están disponibles en Facebook.

1. Alianza de Cuidadores Familiares (FCA)
2. The Purple Sherpa Basecamp (Dementia Family Caregiver Support Group)
3. Grupo de apoyo para cuidadores de Alzheimer
4. Foro de cuidadores de AgingCare
5. Apoyo para familiares de pacientes con demencia por cuerpos de Lewy
6. Cuidadores
7. Leader of Hope-Grupo de Cuidadores de Pacientes con Alz-Kendall, FL
8. Vida de Cuidador
9. Apoyo a Familiares de Pacientes con Alzheimer y otras Demencias
10. Cuidadores de personas con demencia (Dr. Alfaro)

OBTENER AYUDA PARA TU SER QUERIDO DEMENCIAL

- **Búsqueda de Recursos Adecuados para el Cuidador de Personas Demenciales**

El cuido de un paciente demencial es un viaje continuo de educación y comprensión. Dado que no eres un experto médico certificado ni proveedor de atención médica, nunca habrá un punto en el que descubras todo sobre la condición de tu ser querido. Más a menudo que de costumbre, encontrarás situaciones en las que tu ser querido comienza a mostrar signos y síntomas extraños que te dejarán confuso y sin idea sobre los pasos correctos a tomar.

Por lo tanto, ya que estamos aprendiendo en el trabajo, cada cuidador debe hacer una investigación adecuada y seguir educándose sobre la condición de su ser querido. Te sorprenderá que cada vez que empieces a investigar, encuentres nuevos detalles que no tenías idea de antes.

Sin embargo, encontrar las fuentes adecuadas para proporcionar información de calidad sobre la demencia puede ser bastante desafiante. Pero, como siempre, nuestro objetivo es hacer que este viaje sea lo más fácil posible para ti. Así pues, hemos compilado una lista de diez organizaciones nacionales principales que ofrecen información creíble y actualizada, y otros recursos sobre la demencia y tu rol como cuidador(a).

1. Alianza de Cuidadores Familiares (Family Caregiver Alliance)
2. Alianza de Acción para la Demencia: Discovery Center (Denetia Accion Alliance)
3. Instituto Nacional del Envejecimiento (National Institute on Aging)
4. Dementia.org
5. Alzheimer.gov

6. Asociación del Alzheimer
7. Clínicas Cleveland
8. Clínica Mayo
9. Institutos Nacionales de Salud (NIH)
10. Alianza Nacional para Cuidadores

Cada una de estas organizaciones tiene su línea de ayuda en su sitio web oficial. Así, siempre que estés en un estado de dilema sobre la condición de tu ser querido, puedes llamarles y hacer las consultas necesarias.

OBTÉN AYUDA PARA EL DETERIORO DE LA MEMORIA DE TU SER QUERIDO

Basado en todo lo que hemos examinado desde el primer capítulo de este libro hasta ahora, estarás de acuerdo en que el deterioro gradual de la memoria del paciente es el primer síntoma y el más crítico asociado a la demencia. Veamos algunas herramientas útiles para ayudarte a gestionar ese síntoma de demencia en particular.

- **Exámenes de Memoria**

Una de las maneras más fáciles de detectar rápidamente la demencia en tu ser querido es a través de las pruebas de memoria. Este es un examen cerebral simple y seguro en el que el experto médico prueba la memoria y las habilidades de pensamiento del paciente pidiéndole que complete una serie de preguntas y tareas dentro de un período de tiempo determinado, generalmente en menos de 10 minutos (Alzheimer's Foundation of America, 2021).

Aunque los hallazgos de este análisis no serán suficientes para hacer un diagnóstico exacto de demencia, siempre ayudan a detectar si el paciente está mostrando signos de deterioro cognitivo leve y necesita una evaluación más completa.

Con el descubrimiento temprano a través de la detección de la memoria, será más fácil disminuir la velocidad del deterioro de la memoria de tu ser querido.

Actualmente, la Fundación Americana de Alzheimer ofrece pruebas gratuitas de memoria todos los días, y la mejor parte es que estos ejercicios se llevan a cabo prácticamente de forma gratuita por el internet (la red). Todo lo que necesitas es un dispositivo con una cámara web y servicio de Internet. ¿No es increíble que tu ser querido pueda obtener un servicio tan eficaz de forma gratuita y, lo más importante, desde la comodidad de su hogar?

- **Musicoterapia**

En los capítulos anteriores, hemos mencionado y examinado varios tipos de terapias que puedes elegir para manejar los síntomas de tu ser querido demencial y ralentizar la progresión de su enfermedad. Sin embargo, esa lista sólo estaría completa con la inclusión de la terapia musical o musicoterapia.

Estudios de investigación han revelado que mientras las personas demenciales experimentan cambios masivos en diferentes áreas de su cerebro a medida que la enfermedad progresa, su capacidad para disfrutar y reaccionar a la música permanece intacta casi hasta la muerte (Duncan, 2016). Así pues, si pones una canción que le era familiar a tu ser querido, hay una gran posibilidad de que, a pesar de su grave deterioro de la memoria, aún se acordara de las letras de esa canción.

La música es un estímulo tan poderoso que, si se utiliza intencional y apropiadamente, puede desencadenar los recuerdos de tu ser querido, ayudarle a restaurar una parte de su identidad, y reconectarse con la realidad durante algún tiempo. En esos momentos de reconectividad, puedes ver a tu ser querido volviendo a ser el mismo de siempre.

Pero además de mejorar la memoria, la música también puede mejorar su bienestar psicológico y emocional. Tomemos, por ejemplo, que tu ser querido comience a exhibir diferentes comportamientos agresivos. En ese momento, si pones una canción que se tocó en su día de bodas, tendrá un efecto calmante sobre ellos debido a los recuerdos felices que desencadena en su mente y cerebro.

Sin embargo, la única manera de que tu ser querido pueda obtener todos estos beneficios a través de la terapia musical, o musicoterapia, es escuchando las canciones que realmente disfruta. Entonces, ¿cómo puedes encontrar canciones que tu ser querido probablemente disfrute? Puedes elegir varias opciones, como los clásicos que fueron populares durante la juventud de tu ser querido, canciones que están conectadas a momentos específicos de su vida, sus himnos favoritos de la iglesia, o incluso musicales. También podría ser el tintineo de sus anuncios televisivos favoritos. En última instancia, lo que más importa es que las canciones seleccionadas desencadenen los recuerdos de tu ser querido y evoquen las emociones correctas.

EMPLEAR SERVICIOS PROFESIONALES

Mientras discutimos las fases de demencia en el capítulo 3, recordarás que enfatizamos que en las etapas moderadas y posteriores de demencia el paciente comienza a mostrar síntomas inusuales que son demasiado graves para que tú y otros miembros de la familia puedan manejar solos. El tipo y la cantidad de atención que requiere tu ser querido va más allá de lo que puedes ofrecerle en la casa como su cuidador principal (Stephenson, 2022).

Por lo tanto, por mucho que realmente desees ser el cuidador de tu ser querido demencial, tu mejor opción, en esa etapa crítica, consiste en encontrar los servicios profesionales adecuados que puedan proporcionarte el mejor cuidado especializado a tiempo completo y a largo plazo.

Hay varios servicios profesionales disponibles para el cuidado de pacientes demenciales en los Estados Unidos. Sin embargo, las características y funciones de estos servicios difieren según el costo, la duración de la atención y las etapas de la demencia para las que pueden brindar la mejor atención.

Por lo tanto, para ayudarte a tomar la mejor decisión para la condición de tu ser querido, examinaremos qué servicios e instalaciones tienen para ofrecer cada alternativa profesional de atención para pacientes demenciales.

- **Centros de Vida Asistida**

Un centro de vida asistida suele ser la primera parada de autobús para los pacientes demenciales que hacen la transición de los servicios de atención residencial después de pasar años en casa, recibiendo cuidados familiares. Sin embargo, debes entender que este tipo de instalación residencial solo será apropiado para tu ser querido si su condición no está en las peores fases de demencia.

Esto se debe a que los centros de vida asistida se centran en proporcionar menos atención intensiva que otros servicios médicos, por lo que es importante que elijan al residente correcto. Un centro de vida asistida será perfecto para un paciente demencial que aún se encuentre en las fases 4 y 5.

Aunque tal paciente ya está experimentando síntomas de empeoramiento de la memoria y deterioro cognitivo, así como varios cambios de comportamiento, como alucinaciones y delirios, todavía tiene un control significativo sobre su cerebro y cuerpo. Este pequeño control les permite realizar ciertas actividades diarias como hablar, moverse y comer, aunque no al mismo nivel que una persona completamente sana.

En estos hogares de vida asistida, tu querido miembro de la familia puede disfrutar de su propio apartamento cómodo o de un espacio agradable y compartido con servicios comunes como baños y cocinas, y tendrá acceso a todos los recursos necesarios para que pueda vivir cómodamente.

No obstante, los pacientes obtienen acceso a varios servicios increíbles, como la supervisión las 24 horas por parte de un proveedor de atención médica profesional, comidas recién preparadas, asistencia con su cuidado personal, limpieza, alimentación y lavandería, seguridad adecuada y apoyo de otro personal en el lugar (National Institute on Aging, 2021). Además, tu ser querido también puede interactuar con otros pacientes demenciales y participar en actividades sociales divertidas y recreativas diseñadas específicamente para mejorar sus capacidades de funcionamiento cognitivo.

Actualmente, en los Estados Unidos, los arreglos de vivienda exactos y el número requerido de residentes en centros de vida asistida difieren de un estado a otro. Sin embargo, la buena noticia es que innumerables agencias se especializan en proporcionar regulaciones e inspecciones estatales en los centros de vida asistida para garantizar que haya pocos o ningún caso de negligencia o abuso al paciente. (Rosenfeld, 2021).

- **Instalaciones de Hogares de Ancianos**

En la comunidad de pacientes con demencia, existe la idea equivocada de que los hogares de ancianos y las instalaciones de vida asistida son intercambiables. Sin embargo, esta suposición no es siempre cierta. En comparación con las instalaciones de vida asistida, los hogares de ancianos ofrecen un estándar más alto de atención médica; frecuentemente cuentan con un personal más calificado, equipos y tratamientos más especializados, y están sujetos a regulaciones estatales o federales. Ofrecen cuidados de enfermería y supervisión médica de 24 horas, así como diferentes tratamientos no farmacológicos de la demencia que examinamos en el capítulo 4. Sus instalaciones están diseñadas para brindar un entorno seguro para los residentes con formas más avanzadas de demencia.

Los profesionales de la salud pueden ayudar a guiar a tu ser querido a través de varios programas de rehabilitación tales como la terapia ocupacional y terapia del habla, terapia de orientación de la realidad y terapia de estimulación cognitiva.

Sin embargo, debemos tener en cuenta que antes de que tu ser querido pueda ser admitido en cualquier hogar de ancianos en los Estados Unidos, su condición debe exigir un "nivel de atención de hogar de ancianos". Por lo tanto, cuando la condición de tu ser querido alcanza las etapas 6 y 7, se vuelven elegibles para la admisión al asilo de ancianos.

- **Hospicios**

Por mucho que tengamos miedo de admitirlo, la demencia es una condición incurable, y no importa cuánto tiempo logremos frenar su progresión, eventualmente resulta en la muerte. Y al igual que todos los seres humanos promedio, tu ser querido demencial tiene más miedo a la muerte cada día, especialmente cuando se encuentra en las etapas críticas de su condición. Por lo tanto, no importa cómo tú u otras personas intenten hacerlos sentir mejor, ese miedo a la muerte llena todo su cuerpo, mente y alma con una profunda sensación de soledad y dolor.

Sin embargo, como su cuidador principal, tienes el poder de asegurarte de que tu ser querido no pase los últimos momentos con miedo, tristeza y soledad. Y la única manera de hacer que eso suceda es brindándoles cuidados paliativos en lugar de hacer que pasen sus últimos meses en un hogar de ancianos u hospital.

En la etapa de atención de hospicio, tu ser querido se libera de tomar medicamentos para retardar la demencia y el enfoque cambia a brindar la atención adecuada para mejorar su bienestar físico, social, emocional y espiritual.

Sin embargo, este trabajo de cuidados paliativos no recae en una sola persona. Más bien, está bajo el control de un equipo interdisciplinario compuesto por el médico de cabecera, el trabajador social, el consejero, el líder espiritual, las enfermeras autorizadas, el terapeuta, el dietista y el increíble personal del hospicio. Todos estos expertos se unen para diseñar un plan de atención que le permitirá a tu ser querido vivir sus últimos momentos con comodidad, gracia, plenitud y dignidad (Demencia. En el año 2013).

El equipo de hospicio también ofrece servicios en la comodidad del hogar de tu ser querido, donde, junto a otros miembros de la familia, pueden estar con el paciente. El equipo también apoya a toda la familia a través de la consejería de duelo y lo prepara emocional y mentalmente para la muerte de tu ser querido.

En última instancia, no podemos negar que decidir colocar a tu ser querido en cualquiera de los centros de atención profesional que acabamos de examinar es extremadamente desafiante y desgarrador. Sin embargo, debes comprender que tomar esta decisión crucial contribuirá en gran medida a garantizar que tu ser querido viva de la mejor manera posible.

Emplear estos servicios profesionales también te beneficia como cuidador principal pues reduce la carga de cuidado y te brinda una gran sensación de tranquilidad, sabiendo que tu ser querido está recibiendo la mejor atención en sus últimos momentos en la tierra.

Por eso, cuando llegue el momento de que decidas dejar el cuidado de tu ser querido en manos de profesionales, recuerda que no lo estás descuidando sino tratando de mejorar su calidad de vida.

¡Reconoce ese hecho y obtén fuerzas y coraje de ello para tomar la decisión correcta para tu ser querido!

CONCLUSIÓN

> “El autocuidado no es egoísta. No se puede servir desde un barco vacío.”
>
> – Eleanor Brown

Antes de comenzar a leer el primer capítulo de este libro, la posibilidad de lograr un avance increíble, feliz y satisfactorio en tu jornada como cuidador podría haber parecido bastante lejano. Sin embargo, después de explorar los ocho capítulos llenos de conocimiento en este libro, tu mentalidad, perspectivas y expectativas sobre el cuidado se han transformado fundamentalmente. Pero para refrescar nuestros pensamientos, haremos un breve resumen de nuestros logros en cada capítulo.

Comenzamos esta aventura corrigiendo las concepciones equivocadas que la mayoría de las personas tienden a tener sobre la demencia, desde sus causas y tipos hasta sus factores de riesgo y descripción como una condición genética. Luego, exploramos las diferentes dinámicas de la demencia desde el punto de vista de expertos médicos e investigadores. También realizamos un análisis en profundidad de los diez tipos más comunes de demencia, las siete fases de la progresión de la enfermedad, y las alternativas de tratamiento disponibles para ralentizar la evolución de los síntomas de demencia de tu ser querido.

Habiendo establecido una base sólida al explorar esas áreas significativas de la demencia, nos sumergimos en el núcleo y las partes más cruciales de nuestra aventura. En primer lugar, nos enfocamos en explorar la demencia desde la perspectiva de tu ser querido. Durante esta exploración, hemos tenido que responder a algunas de las preguntas esenciales que molestan la mente de cada cuidador: ¿Qué hace que tu ser querido se transforme repentinamente en alguien que apenas reconoces? ¿Por qué reaccionan con tanta violencia incluso cuando estás tratando únicamente de ayudarles desesperadamente?

También describimos las condiciones necesarias que permiten a las personas con demencia continuar trabajando, conduciendo y viviendo a solas después de su diagnóstico. Como seguimiento, identificamos los mejores enfoques que puedes tomar para alentar a tu ser querido cuando su condición demencial empeore y deba retirarse del ejercicio de estas tres actividades principales de la vida.

Después de examinar la demencia desde la perspectiva de su ser querido, cambiamos al otro lado del espectro, que se enfoca en ti, como el cuidador(a) principal. Este libro te ha ayudado a obtener un conocimiento adecuado de lo que exige de ti este trabajo no remunerado pero gratificante. Además, hicimos un desglose paso a paso de las cargas emocionales y físicas que probablemente experimentes en las diferentes etapas de tu proceso como cuidador.

El capítulo siete marcó el punto culminante final de este libro. Formulamos un plan de acción efectivo que comprende de pasos prácticos y estrategias con los que puedes abordar el cuidado más crítico, desde la angustia emocional compleja como negación y culpa, hasta dificultades financieras, y cómo crear un entorno más saludable y seguro para tu ser querido demencial.

Finalmente, concluimos esta guía excepcional para cuidadores brindándote información adecuada sobre los mejores recursos que, como cuidador principal, puedes aprovechar para que tu trabajo sea menos oneroso. Este capítulo de bonificación es mi regalo de buena suerte para ti.

Hemos hecho un resumen decente de las áreas principales que exploramos a lo largo de los ocho capítulos de este libro. Pero si bien no podemos negar que desempacamos un montón de información en esta guía, puede ser abrumador si intentas internalizarlo todo de una vez.

Por lo tanto, sería mejor dar un paso a la vez. Por ejemplo, en lugar de implementar las siete categorías amplias del plan de acción a la vez en la rutina diaria y la de tu ser querido, debes concentrarte en una sección e incorporar gradualmente las otras cuando comiences a ver resultados productivos o respuestas de tu intento.

No obstante, es posible que sientas dudas sobre ti mismo después de leer el contenido de este libro. Tal vez, no puedas evitar preguntarte: ¿realmente tengo lo que se necesita para implementar el conocimiento de esta guía y tener éxito en brindarle a mi ser querido la mejor atención? ¿Qué pasa si fallo?

Si estas preguntas suenan como lo que está pasando por tu mente, necesito que tomes un momento para relajarte y dejarte relajar. Aunque la verdad es que probablemente no seas un médico certificado ni estuviste preparado para este rol de cuidador, te aseguro que tienes todo lo necesario para tener éxito en esta jornada.

Eres el candidato perfecto para este trabajo porque amas a este paciente con todo tu corazón y estás decidido(a) a mejorar su calidad de vida a pesar de la gravedad de su enfermedad. Estás más que preparado(a) para el éxito con el conocimiento que has adquirido de esta guía.

Por supuesto, no puedo negar que habrá momentos en que las cosas se pongan oscuras y desafiantes, y tendrás ganas de rendirte por completo. Debes luchar contra la tentación de ahogarte en la negatividad durante esos momentos. Reflexionar sobre las estrategias de cuidado personal que has aprendido en esta guía, y aplicarlas a tu vida diaria son esenciales para preservar una buena salud física, mental, y emocional.

Recuerda que tu salud y bienestar general son tan importantes como los de tu ser querido. Y la única forma en que puedes brindarle la mejor atención es si te encuentras en el mejor estado físico, mental y emocional.

Para tener éxito en este viaje, debes aceptar tu sentido de propósito como cuidador y reconocer que estás dedicando una parte importante de tu vida al cuidado de tu ser querido. Si dejas que esa mentalidad guíe cada una de tus acciones y decisiones, no dudo que registrarás fácilmente un gran éxito en tu jornada de cuidador(a) sin sentirse abrumado(a).

Mientras que no es posible que yo esté allí contigo físicamente, te estoy animando y apoyando con la esperanza y la confianza de que lo lograrás, ¡sin importar las probabilidades!

¡Bendiciones!

Solo para Ti!

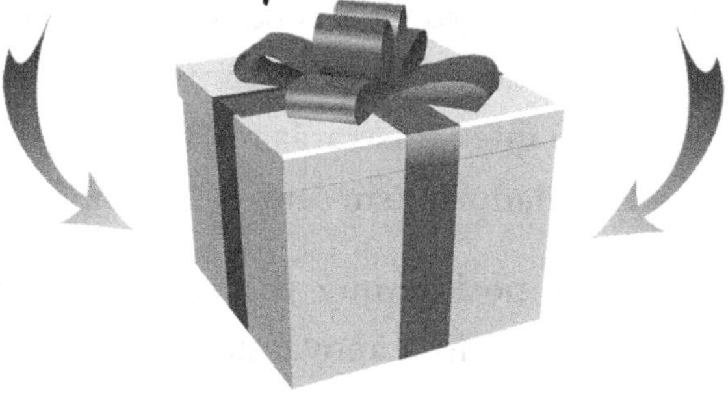

Regalo Para el Lector

¡30 plantillas imprimibles listas para descargar y comenzar a administrar y mapear mentalmente las tareas como Cuidador! Visita:

https://bit.ly/bit.ly/plan-de-accion-del-cuidador

DEJA TU OPINION EN 1-CLIC

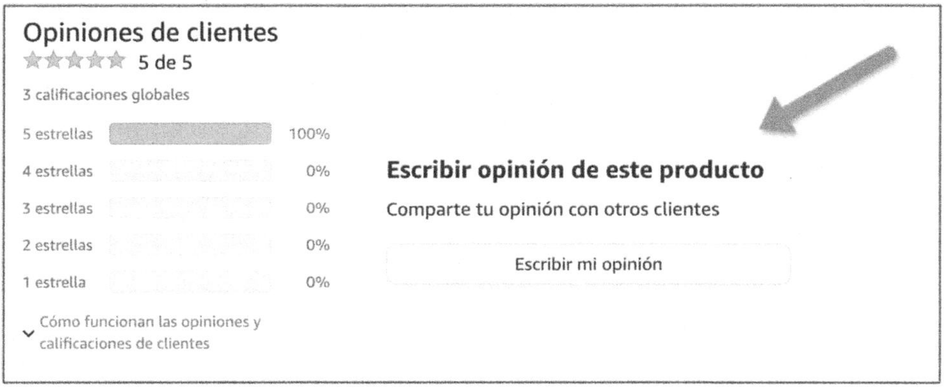

¡Le estaré eternamente agradecida si toma solo 60 segundos para escribir una breve reseña en Amazon, aunque solo sean unas pocas palabras!

https://www.champlinks.com/sl/Demencia-Paperback-Review/

SOBRE LA AUTORA

Janet G. Cruz

Janet ejerció estudios en las áreas de Sociología, Psicología y Arte; expresa su creatividad a través de la escritura y el arte visual.

Comenzó a escribir para procesar sus sentimientos después de perder a su esposo por cáncer y finalmente comenzó a publicar su trabajo. Siempre ha estado interesada en ayudar a los demás porque cree que la vida es maravillosa a pesar de nuestras muchas pruebas.

A través de sus libros, quiere ayudar a tantos lectores como sea posible compartiendo sus experiencias, conocimientos e investigaciones exhaustivas para que otros cuidadores también puedan tener una mejor calidad de vida.

Con esta guía, la autora quería compartir sus experiencias en el cuidado de un ser querido. Fue la cuidadora principal de varios miembros de su familia (su madre, tía y esposo) durante muchos años. Su tía también sufrió de demencia, y la autora sabe lo que es estar en ambos lados del espectro del cuidador y le gustaría ayudar a otros cuidadores a través de sus escritos.

Puedes comunicarte con Janet por correo electrónico a: publishing@uconcept.com o a través de las redes sociales:

BIBLIOGRAFÍA

Abrahms, S. (2021). Do You Mind? Meditation for Caregivers. Retrieved From.
https://familycaregivercouncil.com/do-you-mind-meditation-for-care givers/

Allen, K. (2021). When a Parent Lives Alone and Has Alzheimer's: It Takes a Village. Retrieved From.
https://www.brightfocus.org/alzheimers/article/when-parent-lives-alone-and-has-alzheimers-it-takes-village

Alzheimer's Association. (2021). 10 Early Signs and Symptoms of Alzheimer's. Retrieved From
https://www.alz.org/alzheimers-dementia/10_signs

Alzheimer's Association. (2021). Adult Day Centers. Retrieved From.
https://www.alz.org/help-support/caregiving/care-options/adult-day-centers

Alzheimer's Association. (2021). Caregiver Stress. Retrieved From.
https://www.alz.org/help-support/caregiving/caregiver-health/caregiver-stress

Alzheimer's Association. (2021). Dementia and Driving. Retrieved From.
https://www.alz.org/help-support/caregiving/safety/dementia-driving

Alzheimer's Association. (2021). In-home Care. Retrieved From.
https://www.alz.org/help-support/caregiving/care-options/in-home-care

Alzheimer's Association. (2021). Is it getting older, or dementia? Retrieved From.
https://www.alzheimers.org.uk/about-dementia/symptoms-and-diagnosis/how-dementia-progresses/is-it-getting-older-or-dementia

Alzheimer's Association. (2021). Plan for Your Future. Retrieved From.
https://www.alz.org/help-support/i-have-alz/plan-for-your-future

Alzheimer's Association. (2021). Respite Care. Retrieved From.
https://www.alz.org/help-support/caregiving/care-options/respite-care#:~:text=Respite%20care%20provides%20caregivers%20a,ability%20to%20be%20a%20caregiver.

Alzheimer's Association. (2021). Wandering. Retrieved From.
https://www.alz.org/help-support/caregiving/stages-behaviors/wander

ing#:~:text=It%20may%20act%20as%20a,or%20other%20outside%20common%20areas.

Alzheimer's Foundation of America. (2022). Alzheimer's & Dementia Facts & Tips. Retrieved From.

https://alzfdn.org/caregiving-resources/facts-tips/

Alzheimer's Society. (2021). How Does Dementia Change a Person's Behavior? Retrieved From.

https://www.alzheimers.org.uk/about-dementia/symptoms-and-diagnosis/symptoms/behaviour-changes

Alzheimer's Society. (2021). Activity groups – for People with Dementia and their Carers. Retrieved From.

https://www.alzheimers.org.uk/get-support/your-dementia-support-services/activity-groups

Alzheimer's Society. (2021). Living Alone as a Person with Dementia. Retrieved From.

https://www.alzheimers.org.uk/get-support/staying-independent/living-alone

Alzheimer's Society. (2021). How To Know When a Person with Dementia Is Nearing the End of their Life. Retrieved From.

https://www.alzheimers.org.uk/get-support/help-dementia-care/recognising-when-someone-reaching-end-their-life

Alzheimer's Society. (2021). Memory loss and dementia. Retrieved From.

https://www.alzheimers.org.uk/about-dementia/symptoms-and-diagnosis/symptoms/memory

Alzheimer's Society of Canada. (2021). Understanding how your Relationship may Change. Retrieved From

https://alzheimer.ca/en/help-support/i-have-friend-or-family-member-who-lives-dementia/understanding-how-your-relationship

Alzheimer's Society. (2021). When Family, Friends or Carers are in Denial about Dementia. Retrieved From.

https://www.alzheimers.org.uk/get-support/help-dementia-care/when-family-friends-carers-denial-about-dementia

American Psychological Association. (2021). Coping with Caregiver Stress and Burden. Retrieved From.

https://www.apa.org/pi/about/publications/caregivers/practice-settings/assessment/tools/stress-burden

A Senior Living Resource. (2022). The Importance of a Daily Routine for Dementia Patients. Retrieved From.

https://www.whereyoulivematters.org/importance-of-routines-for-dementia/

Bhandari, S. (2022). Dementia. Retrieved From.

https://www.webmd.com/alzheimers/types-dementia

Cedars-Sinai. (2020). Myths about Dementia, Alzheimer's and Memory Loss. Retrieved From.

https://www.cedars-sinai.org/blog.html

Christiansen, S. (2021). Dementia Support Groups. Retrieved From.

https://www.verywellhealth.com/best-dementia-support-groups-4843171

Cleveland Clinic. (2021). Brain Overload? 5 Tricks to Stop Feeling So Overwhelmed. Retrieved From.

https://health.clevelandclinic.org/brain-overload-5-tricks-to-stop-feeling-so-overwhelmed/amp/

Cleveland Clinic. (2019). Caregiver Burnout. Retrieved From.

https://my.clevelandclinic.org/health/diseases/9225-caregiver-burnout#:~:text=is%20caregiver%20burnout%3F

DailyCaring Editorial Team. (2016). 8 Ways to Prevent Alzheimer's Wandering. Retrieved From.

https://dailycaring.com/8-ways-to-prevent-alzheimers-wandering/

DailyCaring Editorial Team. (2016). Activities for Dementia: 10 Fun, No-Fail Ideas. Retrieved From.

https://dailycaring.com/activities-for-people-with-dementia-10-fun-no-fail-ideas/

DailyCaring Editorial Team. (2016). This Caregiver Stress Test Helps You Avoid Burnout. Retrieved From.

https://dailycaring.com/whats-your-caregiver-stress-test-score/

Dementia Australia. (2020). Early diagnosis of dementia. Retrieved From.

https://www.dementia.org.au/information/diagnosing-dementia/early-diag nosis-of-dementia#:~:text

Dementia Care Central, (2022). Nursing Homes & Dementia / Alzheimer's | Care Quality, Costs & Financial Assistance. Retrieved From.

https://www.dementiacarecentral.com/nursing-homes/everything-to-know

Dementia.org. (2013). An Introduction to Hospice. Retrieved From.

https://dementia.org/how-hospice-works

Dementia.org. (2013). Causes Of Dementia. Retrieved From.

https://www.dementia.org/causes

Dementia.org. (2014). Does Someone You Know Have Dementia? Retrieved From.

https://www.dementia.org/what-is-dementia

Dementia.org. (2014). Music as Medicine: Music Can Help Dementia Patients. Retrieved From.

https://dementia.org/music-can-help-dementia-patients

Dolgoff, S. (2021). How Stress Can Cause Weight Loss—and What to Do About It. Retrieved From.

https://www.prevention.com/health/mental-health/a37775615/can-stress-cause-weight-loss/

Duncan, A. (2016). A Music Therapist's Perspective on Music and Dementia. Retrieved From.

https://dementia.org/6-ways-music-can-help-manage-dementia

Fold-Martin, P. (2022). Types of Dementia. Retrieved From.

https://www.webmd.com/alzheimers/guide/alzheimers-dementia

Gardner, A. (2021). 7 Stages of Alzheimer's Disease. Retrieved From

https://www.webmd.com/alzheimers/guide/alzheimers-disease-stages

Ghebrai, M. (2021). 23 Best Caregiver Support Groups Online and In-Person. Retrieved From.

https://www.aplaceformom.com/caregiver-resources/articles/caregiver-support-groups

Gilbert, J. (2016). How to Cope With Denial in Dementia. Retrieved From.

https://myhometouch.com/articles/how-to-cope-with-denial-in-dementia

Gupta, S. (2022). What Are the 7 Stages of Dementia? Retrieved From.

https://www.verywellmind.com/the-7-stages-of-dementia-symptoms-and-what-to-expect-6823696

Hallstorm, L. (2022). The 7 Stages of Dementia and Symptoms. Retrieved From

https://www.aplaceformom.com/caregiver-resources/articles/dementia-stages

HealthHub. (2022). Caring for Dementia Patients - Handle Feelings with Care. Retrieved From.

https://www.healthhub.sg/live-healthy/946/caring-for-dementia-patients-handle-feelings-with-care

Heggs, G. (2022). Tips to Reduce The Caregiver Financial Burden. Retrieved From.

https://dailycaring.com/7-tips-to-reduce-the-caregiver-financial-burden/

Hero Health. (2021). 5 Meditations for Caregivers: Quick Practices to Relieve Stress in 10 minutes or Less. Retrieved From.

https://herohealth.com/blog/caregiving/meditations-for-caregivers/

HelpGuide. (2021). Caregiver Stress and Burnout. Retrieved From.

https://www.helpguide.org/articles/stress/caregiver-stress-and-burnout.htm

Heerema, E. (2021). How to Respond to Combative Behavior in Dementia. Retrieved From.

https://www.verywellhealth.com/how-to-respond-to-combative-behavior-from-dementia-97987

Heerema, E. (2022). Using Reality Orientation in Alzheimer's and Dementia. Retrieved From.

https://www.verywellhealth.com/treating-alzheimers-disease-with-reality-orientation-98682

Hightower, G. (2020). 6 Possible Reasons for Changes in Your Aging Parent's Behavior. Retrieved From.

https://www.homecareassistancearlingtontx.com/why-is-my-older-loved-ones-behavior-changing/

Higuera, V. (2021). 11 Early Signs of Dementia. Retrieved From.

https://www.healthline.com/health/dementia/early-warning-signs#dementia-types

Hobson, G. (2021). Dealing with Dementia Behaviors: Tips for Understanding and Coping. Retrieved From.

https://www.aplaceformom.com/caregiver-resources/articles/dementia-behaviors

Hoshaw, C. (2022). What is Mindfulness? A Simple Practice for Greater Well-being. Retrieved From.

https://www.healthline.com/health/mind-body/what-is-mindfulness

Huntsberry-Lett, A. (2022). How to Choose Respite Care for Dementia Patients. Retrieved From.

https://www.agingcare.com/articles/amp/141351

Huzar, T. (2022). What Are The Early Signs Of Dementia? Retrieved From.

https://www.medicalnewstoday.com/articles/324516#early-signs-of-dementia

John Hopkins Medicine. (2020). Dementia Care: Keeping Loved Ones Safe and Happy at Home. Retrieved From.

https://www.hopkinsmedicine.org/health/wellness-and-prevention/safe-and-happy-at-home

Lifted Team. (2021). What Is Cognitive Stimulation Therapy? Retrieved From.

https://www.liftedcare.com/what-is-cognitive-stimulation-therapy/

Love, K. (2018). Should You Stop Working? Guidance for People Living with Early-Stage Dementia by Marie Marley. Retrieved From.

https://daanow.org/should-you-stop-working-guidance-for-people-living-with-early-stage-dementia/

Marill, M. C. (2022). Is This Normal Aging or Not? Retrieved From.

https://www.webmd.com

Mayo Clinic. (2020). Alzheimer's: Dealing with Family Conflict. Retrieved From.

https://www.mayoclinic.org/diseases-conditions/depression/in-depth/depression/art-20045943

Mayo Clinic. (2021). Alzheimer's and Dementia care: Tips for daily tasks. Retrieved From.

https://www.mayoclinic.org/healthy-lifestyle/caregivers/in-depth/alzheimers-caregiver/art-20047577

Mayo Clinic. (2021). Dementia. Retrieved From.

https://www.mayoclinic.org/diseases-conditions/dementia/symptoms-causes/syc-20352013

Mayo Clinic. (2021). Insomnia. Retrieved From.

https://www.mayoclinic.org/diseases-conditions/insomnia/symptoms-causes/syc-20355167#:~:text=Insomnia%20is%20a%20common%20sleep,tired%20when%20you%20wake%20up.

Mayo Clinic. (2021). Mindfulness Exercises. Retrieved From.

https://www.mayoclinic.org/healthy-lifestyle/consumer-health/in-depth/mindfulness-exercises/art-20046356

Mayo Clinic. (2021). Stress Management. Retrieved From.

https://www.mayoclinic.org/healthy-lifestyle/stress-management/in-depth/caregiver-stress/art-20044784

Melinosky, C. (2022). Which Medicines Treat Dementia? Retrieved From

https://www.webmd.com/alzheimers/guide/medicines-to-treat-dementia

My Life Films. (2021). The Impact Of Dementia On Carers And Family Members. Retrieved From.

https://mylifefilms.org/dementia-impact-on-carers-and-family-members/

Nail, R. (2022). 10 Types of Dementia. Retrieved From.

https://www.healthline.com/health/types-dementia

National Institute on Aging. (2021). Activities to Do with a Family Member or Friend Who Has Alzheimer's disease. Retrieved From.

https://www.nia.nih.gov/health/activities-do-family-member-or-friend-who-has-alzheimers-disease

National Institute on Aging. (2021). Can I Prevent Dementia? Retrieved From.

https://www.alzheimers.gov/life-with-dementia/can-i-prevent-dementia

National Institute on Aging. (2021). Residential Facilities, Assisted Living, and Nursing Homes. Retrieved From.

https://www.nia.nih.gov/health/residential-facilities-assisted-living-and-nursing-homes

National Institute on Aging. (2021). Tips for Caregivers and Families of People with Dementia. Retrieved From.

https://www.alzheimers.gov/life-with-dementia/tips-caregivers

National Institute on Aging. (2021). What Is Dementia? Symptoms, Types, and Diagnosis. Retrieved From.

https://www.nia.nih.gov/health/what-is-dementia

Nelson, A. (2021). Common Challenges Caregivers of Dementia Patients Face. Retrieved From.

https://www.homehelpershomecare.com/appleton-wi/community-blog/2019/may/common-challenges-caregivers-of-dementia-patient/

Newman, T. (2020). Medical myths: All about Dementia. Retrieved From

https://www.medicalnewstoday.com/articles/medical-myths-all-about-dementia

Olsen, E. J. (2021). Lack of sleep: Can it make you sick? Retrieved From.

https://www.mayoclinic.org/diseases-conditions/insomnia/expert-answers/lack-of-sleep/faq-20057757

Rosenfeld, J. (2021). Can Dementia Patients Live in an Assisted Living Facility? Retrieved From.

https://www.rosenfeldinjurylawyers.com/news/amp/can-dementia-patients-live-in-an-assisted-living-facility/

Samuels, C. (2020). 6 Major Health Risks for Dementia Caregivers. Retrieved From.

https://www.aplaceformom.com/caregiver-resources/articles/health-risks-for-dementia-caregivers

Samuels, C. (2021). What is Reminiscence Therapy for Dementia?

https://www.aplaceformom.com/caregiver-resources/articles/reminiscence-therapy

Sawchuk, C. (2021). Depression (major depressive disorder). Retrieved From.

https://www.mayoclinic.org/diseases-conditions/depression/symptoms-causes/syc-20356007

Sliver Team. (2017). How to Build a Dementia-Friendly Home for Safety & Health. Retrieved From.

https://blog.silvercuisine.com/9-tips-for-a-dementia-friendly-home/#:~:text=Be%20Simple%20and%20Clutter%2DFree,distracting%20to%20individuals%20with%20dementia.

Stephenson, B. (2022). When Should Someone with Dementia Go into a Care Home? Retrieved From.

https://blog.rehabselect.net/when-should-someone-with-dementia-go-into-a-care-home?hs_amp=true

Stringfellow, A. (2019). Activities for Dementia Patients: 50 Tips and Ideas to Keep Patients with Dementia Engaged. Retrieved From.

https://www.seniorlink.com/blog/activities-for-dementia-patients-50-tips-and-ideas-to-keep-patients-with-dementia-engaged

Sutton, J. (2019). What Is Mindfulness? Definition, Benefits & Psychology. Retrieved From.

https://positivepsychology.com/what-is-mindfulness/

Tappana, J. (2020). The Invisible Second Patient: Dementia Caregivers. Retrieved From.

https://aspirecounselingmo.com/blog/the-invisible-second-patient-dementia-caregivers?format=amp

UCSF Health. (2021). Coping Strategies for Vascular Dementia Caregivers. Retrieved From.

https://www.ucsfhealth.org/education/coping-strategies-for-vascular-dementia-caregivers

Unicity Healthcare. (2021). The Effects Alzheimer's Disease Has on Family Members and Caregivers. Retrieved From.

https://unicityhealthcare.com/effects-alzheimers-disease-family-members-caregivers/

Wietza, L. (2021). It's OK to Feel: The Emotional Side of Caregiving. Retrieved From.

https://benrose.org/-/resource-library/family-caregiving/its-ok-to-feel#:~:

text=The%20reality%20is%20that%20caregivers,often%20within%20the%20same%20day.

Carter, R. (2011). Family Caregiving Issues and the National Family Caregiver Support Program. Retrieved From.

https://www.cartercenter.org/news/editorials_speeches/rosalynn-carter-committee-on-aging-testimony.html

White, J. (2022). 80 Quotes That Will Resonate With Anyone Who Has Ever Loved Someone With Alzheimer's. Retrieved From.

https://parade.com/1178790/kaitlin-vogel/alzheimers-quotes/

Buechner, C. (2020) 10 Encouraging Quotes for Caregivers to Brighten Your Dat. Retrieved From.

https://www.caringbridge.org/resources/inspirational-quotes-on-caregiving/

Mercree, A. (2020) 10 Encouraging Quotes for Caregivers to Brighten Your Dat. Retrieved From.

https://www.caringbridge.org/resources/inspirational-quotes-on-caregiving/

Mother Teresa. Mother Teresa Quotes. Retrieve From.

https://www.goodreads.com/author/quotes/838305.Mother_Teresa

Lama, D. 15 Inspirational Quotes for Caregivers. Retrieve From.

https://www.alegrecare.com/single-post/inspirational-quotes-for-caregivers

Walker, T. (2020) 10 Encouraging Quotes for Caregivers to Brighten Your Dat. Retrieved From.

https://www.caringbridge.org/resources/inspirational-quotes-on-caregiving/

Made in the USA
Monee, IL
05 November 2026

67911942R00118